FATOS & MITOS
SOBRE SUA SAÚDE

L&PM POCKET SAÚDE
EDITOR DA SÉRIE: Dr. Fernando Lucchese

Boa viagem! – Dr. Fernando Lucchese
Comer bem, sem culpa – Dr. Fernando Lucchese, José Antonio Pinheiro Machado e Iotti
Desembarcando a Hipertensão – Dr. Fernando Lucchese
Desembarcando a Tristeza – Dr. Fernando Lucchese
Desembarcando o Colesterol – Dr. Fernando Lucchese e Fernanda Lucchese
Desembarcando o Diabetes – Dr. Fernando Lucchese
Desembarcando o Sedentarismo – Dr. Fernando Lucchese e Cláudio Nogueira de Castro
Dieta mediterrânea – Dr. Fernando Lucchese e José Antonio Pinheiro Machado
Fatos & mitos sobre sua saúde – Dr. Fernando Lucchese
Filhos sadios, pais felizes – Dr. Ronald Pagnoncelli
Mais fatos & mitos sobre sua saúde – Dr. Fernando Lucchese
Para entender o adolescente – Dr. Ronald Pagnoncelli
Pílulas para prolongar a juventude – Dr. Fernando Lucchese
Pílulas para viver melhor – Dr. Fernando Lucchese
Sexo: muito prazer – Laura Meyer da Silva

Dr. Fernando Lucchese

FATOS & MITOS
SOBRE SUA SAÚDE

www.lpm.com.br

L&PM POCKET

Coleção **L&PM** POCKET, vol. 563
Série saúde/10

Primeira edição na Coleção **L&PM** Pocket: outubro de 2006
Esta reimpressão: abril de 2011

Capa: Marco Cena
Ilustrações: Iotti
Revisão: Sandro Andretta e Jó Saldanha

ISBN 978-85-254-1635-3

L934f   Lucchese, Fernando
            Fatos & mitos sobre sua saúde / Fernando
    Lucchese. – Porto Alegre: L&PM, 2011.
            160 p. ; 18 cm. – (Coleção L&PM POCKET)

            1.Saúde-Crenças populares. I.Título. II.Série.

                        CDU 614:398.3
                            398.3:614

Catalogação elaborada por Izabel A. Merlo, CRB 10/329.

© Dr. Fernando Lucchese, 2006

Todos os direitos desta edição reservados a L&PM Editores
Rua Comendador Coruja 314, loja 9 – Floresta – 90220-180
Porto Alegre – RS – Brasil / Fone: 51.3225.5777 – Fax: 51.3221-5380

Pedidos & Depto. comercial: vendas@lpm.com.br
Fale conosco: info@lpm.com.br
www.lpm.com.br

Impresso no Brasil
Outono de 2011

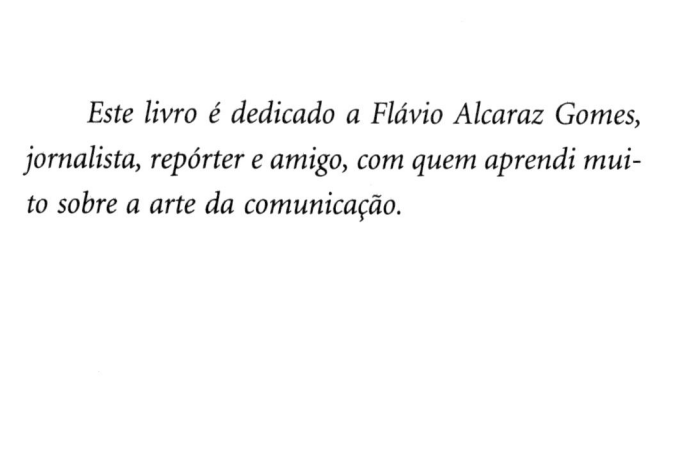

Este livro é dedicado a Flávio Alcaraz Gomes, jornalista, repórter e amigo, com quem aprendi muito sobre a arte da comunicação.

Alguns dos mitos aqui apresentados foram sugeridos por telespectadores do programa *Guerrilheiros da Notícia*, da TV Guaíba, através de processo interativo por e-mail.

Por razões de proteção de sua privacidade, citamos somente seus primeiros nomes e agradecemos o carinho: Anderson, Ângela, Berenice, Diego, Edgar, Elisandro, Eloá, Felipe, Fernanda, Graciele, Grasiela, Holsen, Hugo, Irene, Irineu, Isabel, Isabel Cristina, Isolde, João Túlio, Joaquim, Jorge, José Nestor, Lauro, Liliane, Lúcia, Luciane, Luis, Maria, Maria Auxiliadora, Maria Helena, Nadir, Osmarina Marta, Paulo, Paulo Ricardo, Plínio Carlos, Quimbo, Ricardo, Rui, Sílvia, Valéria.

Foram consultados inúmeros livros, artigos de revistas e alguns *sites* da Internet para a redação desta obra. Tantos que é impossível citá-los todos. Porém, três médicos também foram consultados sobre mitos em suas respectivas áreas e colaboraram de forma fundamental, devendo ser mencionados com nosso agradecimento:

Dr. Lúcio Bakos – Dermatologista
Dr. Joaquim Xavier – Oftalmologista
Dr. Marcos Rosa – Ginecologista e Obstetra

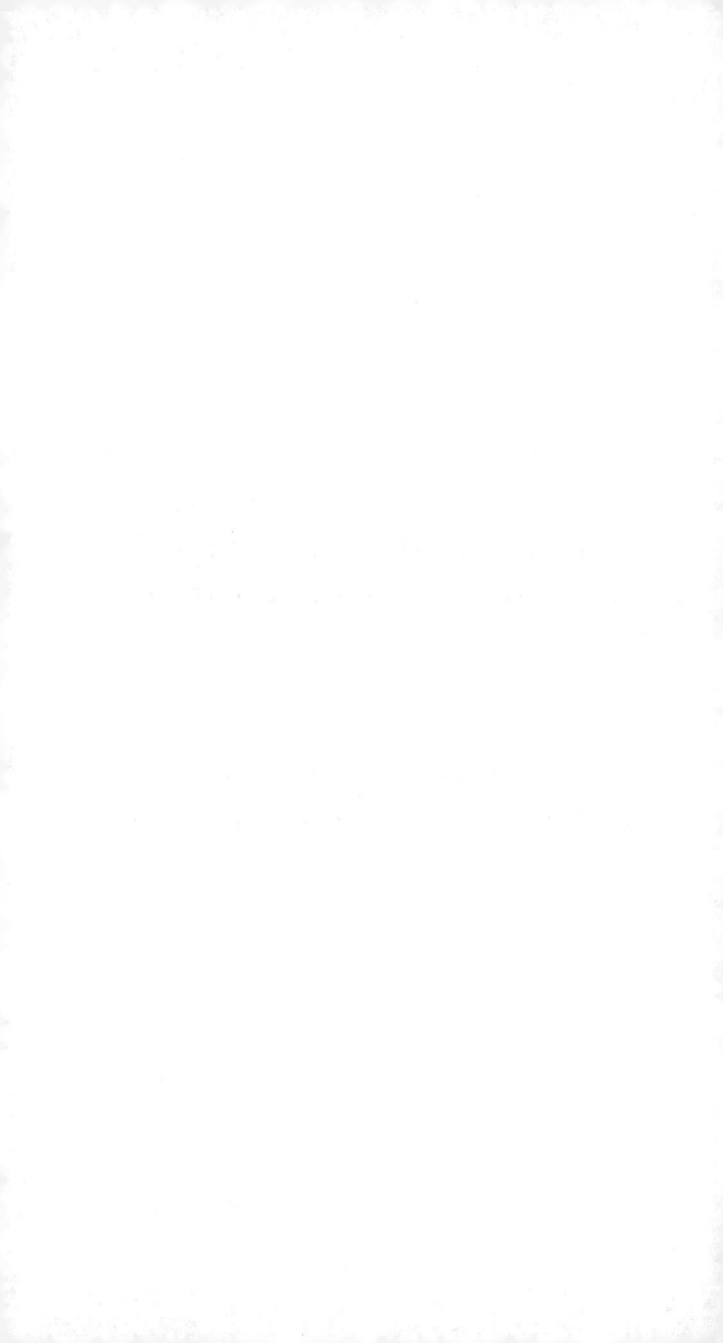

Sumário

1. Podemos engolir chiclete? / 19
2. Rodelas de pepino ou de batata reduzem olheiras? / 21
3. Por que o sal faz inchar? / 22
4. Por que sentimos sono depois de comer muito? / 23
5. Por que as juntas estalam? / 24
6. Por que temos mau hálito ao acordar? / 24
7. Bocejo é contagioso? / 25
8. Por que tremermos de frio ou de medo? / 26
9. E o arrepio, o que é? / 28
10. O que é o formigamento das pernas e braços? / 28
11. Olheiras de manhã significam que dormimos mal à noite? / 29
12. Suor não cheira mal, mas pode manchar a roupa. / 30
13. É verdade que, após extrair um dente, não devemos nos olhar no espelho porque infecciona? / 32
14. Quem brinca com fogo faz xixi na cama? / 32
15. Cócegas são um sinal de fraqueza? / 33
16. Sauna pode afetar a fertilidade masculina? / 33
17. Os homens pensam mais em sexo do que as mulheres? / 34
18. Espinhas são irresistíveis. Todos querem espremê-las. / 35
19. Cotonete no ouvido, sim ou não? / 35

20. Mãe-d'água provoca queimadura inesquecível na pele? / 36
21. Verruga cura com benzedura? / 37
22. Apontar com o dedo para uma estrela faz aparecer uma verruga no dedo? / 38
23. Dormir de estômago vazio não é boa idéia. / 38
24. Um bom susto acaba com soluços? / 39
(O que é o soluço? Como vencê-lo?) / 39
25. Ler no banheiro causa hemorróidas? / 40
26. Caipirinha cura resfriado? / 41
27. Exercitar-se antes de dormir é a melhor forma de não dormir. / 42
28. É possível nadar ou se exercitar após as refeições? / 42
29. Pode-se tomar banho de chuveiro após as refeições? / 44
30. Vento encanado causa resfriado? / 44
31. Vento encanado causa torcicolo? / 45
32. Pegar frio ou umidade ou variação súbita de temperatura causa espirros. É o resfriado chegando? / 46
33. Telefone celular faz mal à saúde? / 47
34. Telefone celular interfere no funcionamento de marca-passos? / 48
35. Os detectores de armas dos aeroportos podem desprogramar os marca-passos? / 49
36. Pode-se segurar um espirro? / 50
37. Cabelo grisalho é sinal de maturidade? / 51
38. Por que diminuímos de tamanho ao longo da vida? / 51
39. Dormimos menos depois de envelhecer? / 53
40. Por que a barriga ronca quando temos fome? / 53

41. Podemos ter no máximo três infartos? / 54
42. Meu avô viveu 95 anos. Qual a minha chance de chegar lá? / 55
43. Por que o feijão causa tantos gases? / 55
44. É perigoso ficar sentado por muito tempo na mesma posição? / 56
45. É verdade que usamos apenas uma pequena parte de nosso cérebro? / 57
46. Quanto maior o cérebro, melhor ele funciona? / 58
47. Esquecer onde deixamos as chaves é sinal de Alzheimer? / 58
48. Você pode ficar mais esperto do que é exercitando o cérebro? / 59
49. Osteoporose só ocorre em mulheres? / 59
50. A prática de exercícios não tem limites? / 60
51. Pode-se acordar um sonâmbulo? / 60
52. Redes de alta tensão prejudicam a saúde e causam câncer? / 61
53. Você se machucou: deve usar gelo ou bolsa de água quente? / 62
54. Exercícios abdominais provocam dor nas costas? / 62
55. Maratona rejuvenesce? / 63
56. Gordurinhas localizadas desaparecem com massagem? / 64
57. As linhas da mão realmente mostram o futuro? / 64
58. Os homens das cavernas viviam muito porque não tinham televisão, impostos ou congestionamento de trânsito? / 65
59. Exercícios abdominais tiram a barriga? / 65

60. É perigoso obesos se exercitarem? / 66
61. Sua voz sexy pode estar indicando outra coisa. / 66
62. Ronco e apnéia reduzem o desempenho sexual? / 67
63. Bocejamos porque estamos cansados? / 68
64. Falta de ar significa sempre problema pulmonar ou cardíaco? / 69
65. Vitamina em excesso não faz mal? / 70
66. Úlcera gástrica nem sempre é causada por estresse e pode ser contagiosa. / 70
67. Pés descalços em laje fria após ato sexual causam doença sexualmente transmissível? / 71
68. Por que as orelhas crescem com o passar dos anos? / 72
69. Pó de asa de borboleta ou de mariposa causa cegueira em contato com os olhos? / 72
70. Mau hálito, um problema do estômago ou da boca? / 73
71. Diarréia não se trata. O melhor é botar tudo para fora / 74
72. Ao envelhecer, você inevitavelmente vai necessitar de Viagra? / 74
73. Sutiã apertado causa câncer de mama? / 75
74. Praticar sexo exige preparo físico? / 76
75. Praticar sexo emagrece? / 76
76. Música prejudica os ouvidos? / 77
77. Suar demais é doença? / 77
78. Cremes para a pele fazem rejuvenescer? / 78
79. Por que suamos à noite? / 79
80. Olho seco se cura com água? / 80
81. A tela do computador resseca os olhos? / 80

82. Comer cenoura é bom para os olhos? / 81
83. Fumar provoca rugas ao redor da boca? / 82
84. Acne: hormônios ou alimentação? / 83
85. Hospitais são lugares sadios? / 83
86. Quanto menos tempo se tomar antibióticos, melhor? / 84
87. O que é alergia? / 84
88. As células-tronco irão curar todas as doenças? / 85
89. Por que todo brasileiro sofre do fígado? / 86
90. Crianças maiores sentem dor no lado esquerdo do abdômen porque estão crescendo? / 87
91. Vinagre dá brilho aos cabelos? / 88
92. Bactérias e vírus são praticamente iguais: existem só para nos incomodar? / 89
93. Quando aparece pus, a infecção está curada e vindo para fora? / 90
94. Por que os homens choram menos do que as mulheres? / 91
95. O tipo explosivo que "põe tudo para fora" vive mais do que o "engolidor de sapos"? / 91
96. Minha barba está crescendo menos. Tenho deficiência de testosterona? / 92
97. Sexo cura depressão? / 93
98. Pressão arterial até 140/90 é considerada normal, mas vive mais quem tem 110/70. / 94
99. Há cânceres 100% curáveis e outros 100% letais? / 94
100. Câncer é contagioso? / 95
101. Existe câncer no coração? / 95

102. Os deficientes visuais são completamente cegos? / 96
103. O que é "sofrer dos nervos"? / 96
104. Melancia com uva ou com leite, dor de barriga na certa? / 97
105. Comer bolo ou pão quente dá dor de barriga? / 98
106. Coceira em corte significa que está cicatrizando? / 98
107. Dor ou desconforto em local de cicatriz ou de fratura óssea antiga é sinal de chuva? / 99
108. Celulite resolve com massagem? / 100
109. Comer manga e tomar leite mata? / 100
110. Cerveja preta aumenta o leite materno? / 101
111. Durante a menstruação as mulheres não podem lavar a cabeça ou tomar banho? / 101
112. Dormir logo após o jantar é saudável? / 102
113. Assistir à TV ou cinema prejudica os olhos? / 102
114. Deitar de cabelos molhados enfraquece a raiz deles? / 103
115. Ler em automóvel em movimento causa tontura? / 104
116. Ler após as refeições causa indigestão? / 105
117. O hábito da sesta é saudável? / 105
118. Mulher menstruada não pode fazer bolo, maionese ou merengue porque desanda? / 106
119. Leite quente trinca os dentes? / 106
120. Mulher que lava a cabeça após o parto pode enlouquecer? / 107
121. Cura-se terçol colocando-se sobre ele uma aliança de ouro aquecida? / 107

122. Carecas não devem lavar a cabeça com freqüência porque perdem o resto dos cabelos? / 108

123. Sou careca por ter muito hormônio masculino? / 109

124. Cobreiro é perigoso quando a cobra morde o rabo. / 110

125. Sentar em pedra fria causa cistite? / 111

126. Sentar em cadeira ainda aquecida por outra pessoa pode transmitir doenças? / 112

127. Sair de um ambiente quente para um frio causa paralisia facial? / 112

128. Choque eletrostático ao encostar em metais causa problemas ao organismo? / 113

129. Tomar bebida quente em ambiente frio com vento encanado pode fazer mal? / 114

130. Passar embaixo de escada prejudica o crescimento das crianças? / 114

131. Pés descalços em laje fria causam cólicas de útero? / 115

132. Café faz bem para o cérebro? / 116

133. *Ginkgo biloba* faz milagres no cérebro? / 116

134. Ler em ônibus ou automóvel pode causar descolamento de retina? / 117

135. Fazer a barba após as refeições causa congestão? / 117

136. Fazer sexo depois do almoço pode ser perigoso? / 117

137. Os cabelos crescem mais e ficam mais fortes se a cabeça for raspada? / 118

138. Mãe amamentando não deve comer laranja ou bergamota porque provoca dor de barriga e diarréia no bebê? / 119

139. Mulheres que freqüentam os mesmos ambientes (trabalho, por exemplo) têm o ciclo menstrual ao mesmo tempo? / 120

140. Sentar em pedra fria, passar frio ou tomar banho em piscina gelada durante a menstruação provoca cólica? / 120

141. Rodelas de batata nas têmporas e na testa curam enxaqueca? / 121

142. Pancada causa "galo" na cabeça. Faca fria sobre o galo faz ele parar de crescer? / 121

143. Podemos tomar bebidas alcoólicas quando estamos fazendo uso de antibióticos? / 122

144. Podemos tomar bebidas alcoólicas simultaneamente ao uso de "calmantes"? / 122

145. Chapas de raio X podem causar problemas devido à irradiação? / 123

146. Comer frutas com semente causa apendicite? / 124

147. Saco com farinha de mandioca aquecida sobre a barriga cura dor de cólica menstrual? / 124

148. Aquecer o ambiente com ar-condicionado é pior para a saúde do que usar radiador? / 125

149. Homens que fizeram vasectomia ou mulheres que ligaram as trompas têm menor risco de doenças sexualmente transmissíveis (DSTs)? / 125

150. A saliva do epilético em crise pode causar doença em quem o socorre? / 126

151. Caspa é contagiosa? / 126

152. Comer fruta verde causa dor de barriga? / 127

153. Mel é bom para diabéticos? / 128

154. Passar embaixo de aroeira sem cumprimentar é alergia na certa? / 128

155. Frieira nos pés, urina nela! / 129

156. O que há de mito ou verdade sobre o chimarrão? / 130

157. Borra de café estanca hemorragia? / 131

158. Açúcar cura infecções de pele? / 132

159. O que é congestão? / 133

160. Hepatite contagia através dos alimentos ou do beijo? / 134

161. O coração não sente dor? / 135

162. Por que a pálpebra treme? / 136

163. Uso de sandálias aumenta a possibilidade de infecção nos pés? / 137

164. Ato sexual sem penetração engravida? / 138

165. Banheiros imundos de estrada contaminam? / 138

166. O sol envelhece a pele? / 138

167. A raça negra não tem tumor de pele? / 139

168. Sapato de bico fino causa joanetes? / 140

169. Sexo oral dá sapinho? / 140

170. Cortar o cabelo em certas datas do mês lunar aumenta o crescimento do mesmo? / 141

171. A tosse geralmente é causada por secreção que vem de dentro do pulmão? / 142

172. Alho e cebola afugentam os bebês? / 143

1. Podemos engolir chiclete?

O hábito de mascar chicletes não é muito saudável. Primeiro, seus dentes ficam expostos ao açúcar, que é um dos agressores que os dentistas mais respeitam na formação de placas e cáries. Depois, porque provoca maior produção de suco gástrico, o que aumenta a acidez do estômago. É como se o estômago tivesse de trabalhar continuamente mesmo em seus horários de folga entre as refeições.

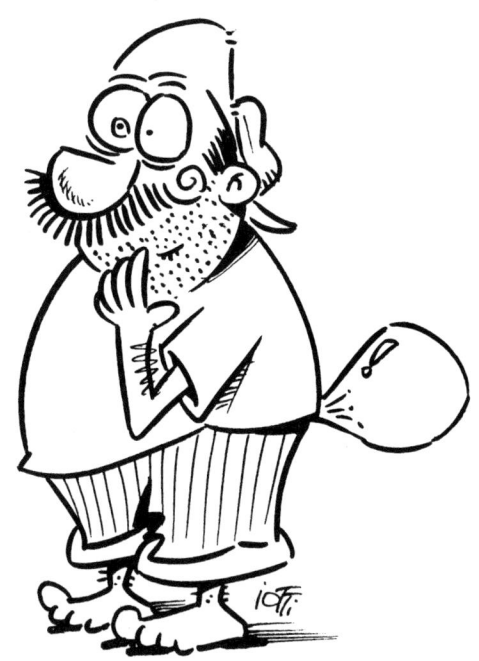

Mas, afinal, pode-se engolir o chiclete? Calma. Já vamos a isso. O hábito de mastigar provoca uma certa hiperatividade no indivíduo, a boca transforma-se em uma máquina de ação contínua. Sem falar na perda de atenção durante as horas de trabalho.

Chicletes não são digeríveis, mas como contêm sorbitol ou outras substâncias adoçantes que funcionam como laxantes, são rapidamente eliminados através do intestino. Sua pergunta, agora, certamente será: "O chiclete não gruda na parede do intestino, em algum lugar?". Não, não gruda. Ele sai direto.

Porém, tenho algumas recomendações: apesar disso tudo, você não deve engolir os chicletes que masca. Muito menos grudá-los embaixo de mesas ou cadeiras. Ou jogá-los ao chão, para que se agarrem ao sapato do primeiro distraído que passar. Pensando bem, o aconselhável mesmo é não mascar chicletes.

2. Rodelas de pepino ou de batata reduzem olheiras?

Tudo que for refrescante quando colocado sobre os olhos provoca constrição dos vasos sangüíneos e reduz o inchaço. Isso vale para compressas com água fria e alguns cremes refrescantes. Já pepinos e batatas funcionam melhor se estiverem gelados, pois o que faz efeito é o frio. Porém, funcionam que é uma beleza em saladas...

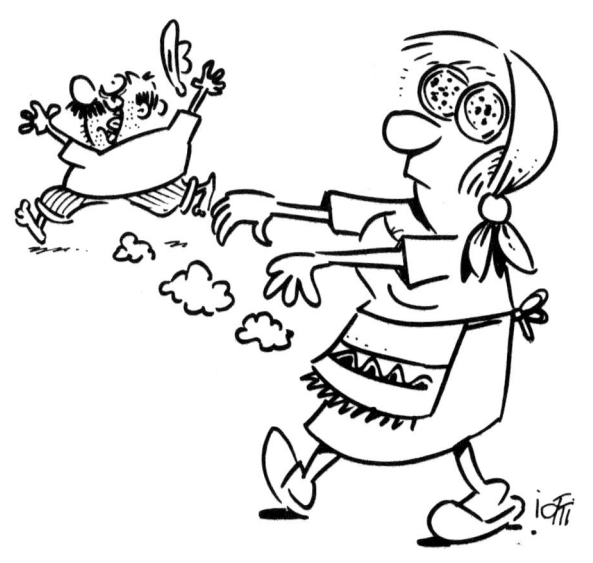

3. Por que o sal faz inchar?

A retenção de sal pelos tecidos não é um evento normal. Seus rins devem dar conta de eliminar qualquer excesso. No entanto, há pessoas que tendem a reter maiores quantidades de líquido, o que é facilmente perceptível quando dobram os dedos da mão e eles parecem engrossados. Uma fase de retenção de líquidos ocorre na chamada tensão pré-menstrual (TPM). As mulheres com TPM chegam a aumentar de peso nesse período, o que não tem nada a ver com o sal, mas com os hormônios que se alteram. Também o inchaço dos pés no fim de um dia quente não tem nada a ver com o sal, sendo apenas o extravasamento de líquido para os tecidos a partir das veias das pernas.

Porém, atenção! O sal, mais do que inchar, faz subir a pressão arterial, o que é um problema muito mais sério do que o inchaço. Por isso, recomendo a ingestão de pouco sal, de três a quatro gramas por dia, o equivalente a, no máximo, quatro tampas de caneta BIC.

4. Por que sentimos sono depois de comer muito?

É fácil entender. Uma refeição farta leva o sangue ao abdômen, para irrigar a "máquina" gastrointestinal em intenso funcionamento. Assim, as demais regiões do corpo ficam prejudicadas. Por isso temos a sensação de cansaço e sono. Mas se a refeição for leve, incluindo apenas líquidos e alimentos de fácil digestão, por exemplo, os efeitos serão visivelmente menores. A carne leva pelo menos seis horas para ser digerida e por isso sua digestão provoca mais sono. É só perguntar ao leão...

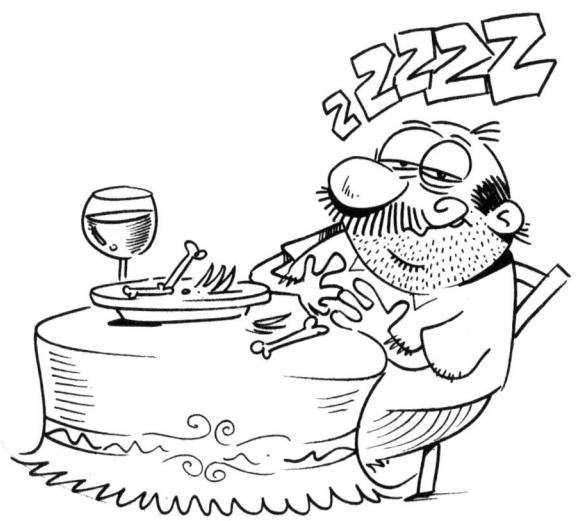

5. Por que as juntas estalam?

Forma-se vácuo dentro das articulações ao puxarmos os dedos, como uma ventosa presa ao vidro da janela ao ser tracionada. Daí o barulho. Estalar os dedos não causa nenhuma doença, como artrite, por exemplo. E não dói. Se doer é porque já existe alguma inflamação na articulação e, nesse caso, você deve procurar um médico. Porém, estalar os dedos pode se tornar uma mania, um tique nervoso. Há, inclusive, pessoas que só estalam os dedos quando estão ansiosas.

6. Por que temos mau hálito ao acordar?

Odores desagradáveis no organismo geralmente têm a ver com a presença de bactérias.

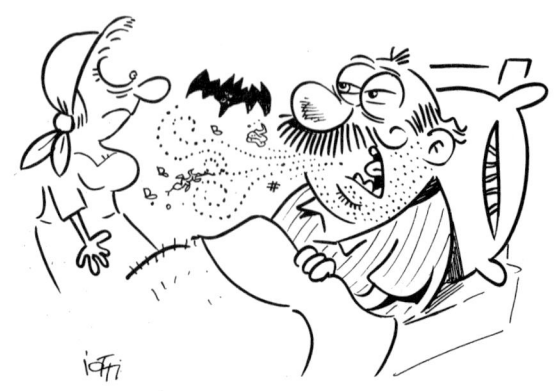

Escovar os dentes e também a língua serve para reduzir a presença de germes na boca. Veja bem, eu disse *reduzir*, pois eliminá-los é impossível. (Os cachorros, por exemplo, não escovam os dentes e suas mordidas sempre são contaminadas.) Dormir de boca aberta também contribui para o mau hálito, pois resseca a mucosa, e isso faz com que o mau odor aumente. Porém, existem outras causas, como: os alimentos ingeridos na noite anterior (cebola, por exemplo), o cigarro que você fumou ou até remédios que possa ter tomado.

7. Bocejo é contagioso?

Definitivamente, bocejo é contagioso. Todos sabemos isso. Até seu cãozinho de estimação, bocejando à sua frente, poderá fazê-lo bocejar também. O que não sabemos é por que isso acontece. Mas tem alguma utilidade. Por exemplo, quando estamos assistindo a uma palestra muito chata, a epidemia de bocejos faz o palestrante se dar conta de que está na hora de terminar...

Falando sério agora: o bocejo é uma forma de o organismo equilibrar o oxigênio e o gás carbônico da circulação. Daí sua importância.

8. Por que trememos de frio ou de medo?

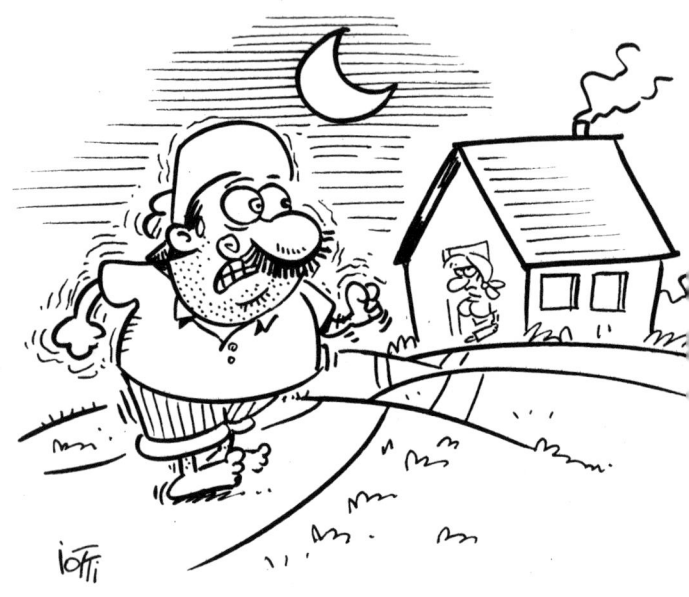

O organismo detecta variações de temperatura através de sensores na pele que levam informações ao centro termorregulador que se encontra no hipotálamo cerebral. Quando cai abruptamente a temperatura, o hipotálamo manda comando para os músculos se contraírem e gerarem calor para aquecer o corpo. Quando batemos os dentes e trememos as pernas e os braços, isso gera calor e atenua o frio que estamos sentindo.

Já o medo provoca as mesmas reações, fazendo nosso corpo inteiro tremer. Mas, nesse caso, o mecanismo está mais ligado à produção da adrenalina, o hormônio da coragem e do medo. Temos reações absolutamente pessoais diante do perigo. Podemos congelar, ou seja, não demonstrar reação externa alguma, mas ficamos com o coração aos pulos, ou "tremendo como varas verdes", ou mesmo reagindo em explosões descontroladas de autodefesa. Mais uma vez, o cérebro recebe as informações de perigo iminente pelos órgãos dos sentidos (visão, audição etc.) e pelo hipotálamo; comandos são dados para as glândulas supra-renais, que injetam na circulação uma quantidade considerável de adrenalina. Esse hormônio agirá em todo o organismo, provocando contratura muscular, constrição das artérias, aumento da pressão arterial etc. Como conseqüência da ação da adrenalina, vamos ter também ereção dos pêlos do corpo e suor.

9. E O ARREPIO, O QUE É?

Temos pêlos na pele que se eriçam quando sentimos frio ou medo. Cada folículo piloso tem um pequeno músculo chamado "eretor dos pêlos" que, ao se contrair, é responsável pela sensação de arrepio. O comando para a contração desses músculos vem do cérebro, que, ao sentir frio ou medo, desencadeia o arrepio.

10. O QUE É O FORMIGAMENTO DAS PERNAS E BRAÇOS?

O formigamento tem muitas causas, sendo a mais comum quando ficamos sentados ou deitados por longo tempo sobre um desses membros. O peso do corpo sobre eles interrompe a circulação das artérias que levam sangue aos nervos da região. Até o próprio nervo pode estar sendo comprimido nessas situações. A sensação de dormência ou formigamento desaparece quando nos movimentamos e restabelecemos a circulação. Porém, há outros formigamentos mais complicados, como o que ocorre quando um "bico de papagaio" (calcificação da coluna) comprime um nervo: o formigamento aparece nas mãos ou nas pernas. Nesses casos, é preciso procurar um ortopedista.

11. Olheiras de manhã significam que dormimos mal à noite?

A propensão a olheiras é muito individual, tendo até influência genética ou familiar. Mas há outras causas que, associadas, nos deixam com olheiras. Claro que dormir pouco e mal pode ser uma delas. Beber muito à noite também, pois desidrata o organismo, o que permite o escurecimento da pele muito fina da região em torno dos olhos. O escurecimento da pele é a visualização da circulação venosa, que pode ser percebida por transparência. Por isso, para evitar olheiras, necessitamos horas adequadas de descanso, alimentação regrada e saudável. E, principalmente, beber muita água.

12. Suor não cheira mal, mas pode manchar a roupa.

Suor não cheira mal? Tem certeza? Você já ficou ao lado de alguém com o desodorante vencido desde cedo da manhã?

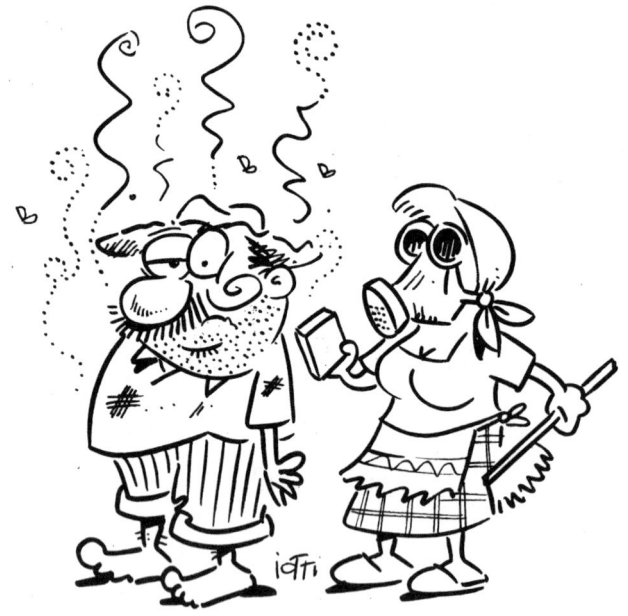

Temos glândulas de suor em todo o corpo. Elas são responsáveis pela perda de água e de calor nos dias quentes. (Você já reparou que, não importa a temperatura que faça, seu corpo está sempre com 36,7ºC? É porque você é diferente dos peixes, que variam sua temperatura com a da água onde vivem. Você é homeotérmico!) Se você não perdesse calor através dessas glândulas, já teria "explodido" na sauna que freqüenta semanalmente.

As glândulas de suor das axilas e das virilhas são diferentes das do resto do corpo, que eliminam apenas água. Elas são maiores, conectadas à base dos pêlos, e eliminam água, proteínas e gordura. Por isso, o suor mancha as roupas nas axilas com aquela cor amarela inconfundível.

Mas suor não cheira mal mesmo? Não. O que provoca o mau cheiro do suor são as bactérias da pele, que adoram se reproduzir nele. Portanto, você pode ser um grande "suador" sem espantar seus amigos. Tome banho diariamente (até dois, se necessário) e use desodorante, que, além de inibir a sudorese, também mata as bactérias.

Viva sempre bem cheiroso. Isso também é saúde.

13. É verdade que, após extrair um dente, não devemos nos olhar no espelho porque infecciona?

A razão não é o risco de infecção. É o tamanho do susto de nos vermos desdentados!

14. Quem brinca com fogo faz xixi na cama?

Este é um mito criado por mães zelosas em proteger seus filhos dos riscos do fogo. Até as crianças detestam acordar molhadas. É uma ameaça bem eficiente, não resta dúvida.

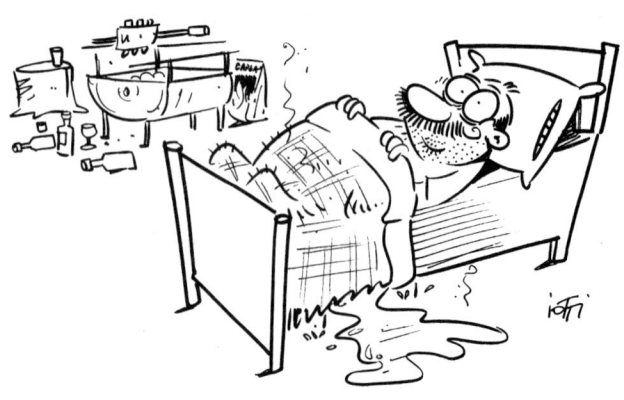

15. Cócegas são um sinal de fraqueza?

O indivíduo mais machão se transforma em criança ao ser atacado de surpresa. Todos temos cócegas em intensidade variável. O incrível é que só podemos provocar cócegas nos outros, não em nós mesmos. Portanto, esse é um reflexo de nosso organismo, quase uma defesa que nosso cérebro estabelece contra ataques em algumas de nossas regiões. Outra peculiaridade: as cócegas são mais violentas quando feitas suavemente. Precisamos ter um grande autodomínio para não nos contrair ou cair em uma gostosa risada.

16. Sauna pode afetar a fertilidade masculina?

Nem sauna nem banho quente de banheira. Pode haver uma redução temporária na produção de espermatozóides e na velocidade de deslocamento dos mesmos logo após um longo banho quente de imersão. Isso pode afetar temporariamente a capacidade de fertilização em pequeno grau, mas a recuperação é rápida.

Também não afetam a fertilidade: circuncisão e cueca apertada. Esta última, apesar de parecer o contrário, permite a liberação do calor da região, mantendo a temperatura dos testículos 3ºC abaixo do resto do corpo.

17. Os homens pensam mais em sexo do que as mulheres?

Há um estudo recente que demonstra que os homens, ao serem estimulados visualmente com fotografias, ativam mais áreas do cérebro do que as mulheres. Outro estudo revelou que 54% dos homens pensam em sexo várias vezes por dia, enquanto só 19% das mulheres o fazem.

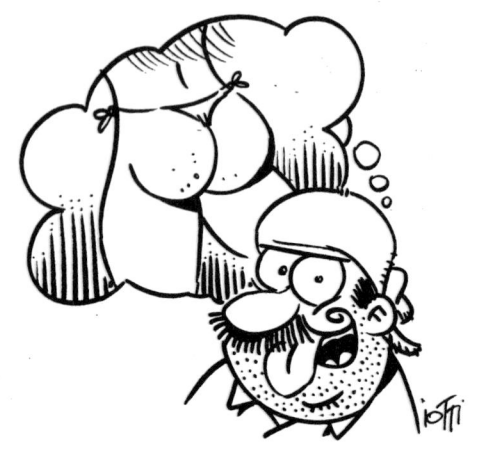

18. Espinhas são irresistíveis. Todos querem espremê-las.

É verdade, mas não se deve fazer isso.

As espinhas são uma inflamação localizada da pele que ocorre por fermentação de gorduras que terminam atraindo leucócitos – as células brancas do sangue encarregadas de combater a inflamação. O pequeno ponto branco que se avista nelas não contém bactérias, e é constituído dessas células – algumas vivas, outras mortas em combate. É isso que chamamos de pus. Espremendo as espinhas, podemos levar bactérias para camadas mais profundas da pele e causar infecção. Muitas das cicatrizes deixadas pela acne são devidas a espinhas que foram espremidas.

19. Cotonete no ouvido, sim ou não?

Os ouvidos são autolimpantes, pois sua cera é progressivamente expelida. Quando ela chega à parte externa, pode ser retirada com um cotonete. Porém, o uso mais profundo de cotonetes é contra-indicado para evitar infecções ou impactação da cera. Um truque é pingar gotas de óleo mineral dentro de um dos ouvidos, deitar sobre o oposto e aguardar por cerca de uma hora. Depois, é só repetir no outro. O resultado será a limpeza total dos ouvidos.

20. Mãe-d'água provoca queimadura inesquecível na pele?

Sim, sobretudo se demorarmos a tomar as medidas necessárias para aliviar a dor. Devemos colocar imediatamente água do mar e, logo que possível, vinagre sobre o local da queimadura. Além disso, devemos proceder à retirada cuidadosa dos pequenos "nematocistos" que ficam presos à pele e que causam a reação alérgica tipo urticária. O uso de vinagre bloqueia a ação deles.

Mas, atenção! Não use a mão para retirá-los. Utilize um pano umedecido com água do mar ou vinagre.

21. Verruga cura com benzedura?

Verrugas são causadas por um vírus chamado HPV (*human papillomavirus*). Uma das variedades desse vírus causa câncer de colo de útero. A forma de contaminação ainda não está bem definida, pois as verrugas aparecem já na infância. Nosso organismo parece ter uma predisposição imunológica ao vírus.

Muitas são as "benzeduras" propostas para liquidar com as verrugas. E a surpresa é que elas funcionam, mas só quando o vírus está no fim de seu ciclo. As defesas do organismo vão vencendo o vírus e acabam por eliminá-lo. Deixando ocorrer a evolução natural, 70% das verrugas somem em dois anos sem qualquer tratamento. Portanto, não é a benzedura que cura, mas o próprio organismo.

Não surpreende, portanto, que pendurar limão pelo cabo, atrás do fogão, faça as verrugas desaparecerem quando o limão se desprende e cai, meses depois, ao terminar o ciclo do vírus. Assim, verrugas são curadas com, sem e *apesar* de benzeduras! Mas fale com seu dermatologista sobre como abreviar o ciclo delas.

22. Apontar com o dedo para uma estrela faz aparecer uma verruga no dedo?

Este é um mito popular provavelmente usado para ensinar crianças a não apontar com o dedo, pois é falta de educação. Não há outra razão.

23. Dormir de estômago vazio não é boa idéia.

Depois do jantar é bom caminhar. Mas, antes de dormir, horas depois do jantar e já com o estômago vazio, é saudável forrá-lo com algum produto neutro: gelatina ou leite, por exemplo. A presença no estômago de algum alimento saudável determina uma menor produção de ácido clorídrico e, conseqüentemente, o sono será mais reparador. Além disso, o leite contém triptofano e melatonina, dois sedativos naturais de excelente qualidade.

24. Um bom susto acaba com soluços?
(O que é o soluço? Como vencê-lo?)

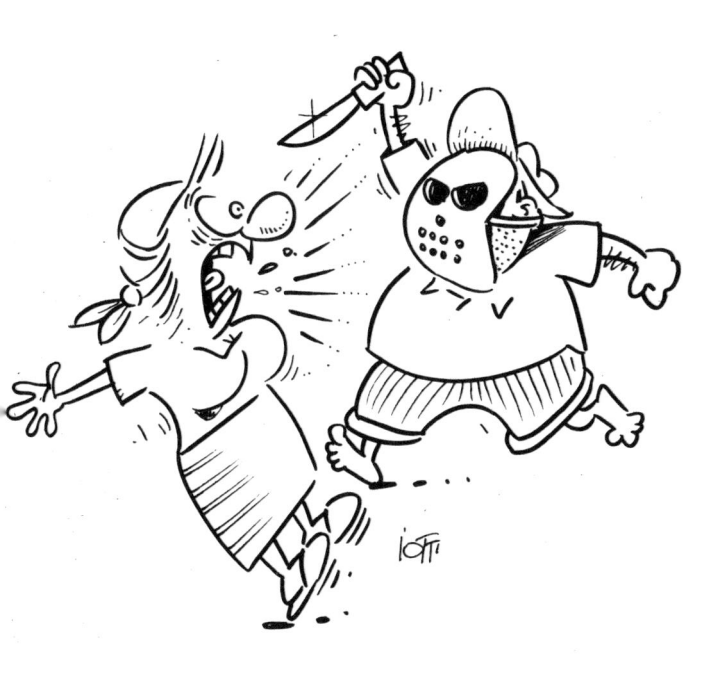

Existe um músculo separando o tórax do abdômen. Chama-se diafragma e é fundamental para a respiração. Quando ele se contrai em espasmos involuntários, gera o soluço.

Isso acontece quando comemos muito, ingerimos álcool em excesso ou mesmo por pura ansiedade. Há doenças que causam o soluço, como o refluxo gastroesofágico, que irrita os nervos do diafragma pela presença de ácido gástrico no esôfago. Há várias formas de acabar com o soluço: trancar a respiração pelo maior tempo possível, respirar em um saco plástico, beber um copo de água de cabeça para baixo. Mas um bom susto também parece funcionar muito bem. (O problema é que, quando estamos com soluço, logo nos prevenimos para os possíveis sustos que levaremos.)

Todos esses mecanismos buscam inibir a estimulação dos nervos do diafragma, seja por redução do oxigênio no sangue ou por estímulo reflexo (no caso do susto).

Soluços por tempo mais prolongado necessitam medicamentos mais pesados na emergência de um hospital.

25. Ler no banheiro causa hemorróidas?

Infelizmente, se permanecermos longo tempo no vaso sanitário, podemos ter hemorróidas, que são a dilatação das veias do ânus. Fezes muito duras ou de grande calibre têm o mesmo efeito. Mas o banheiro continua sendo a melhor sala de leitura para muitos. Porém, é bom selecionar livros com capítulos curtos. Como este, por exemplo.

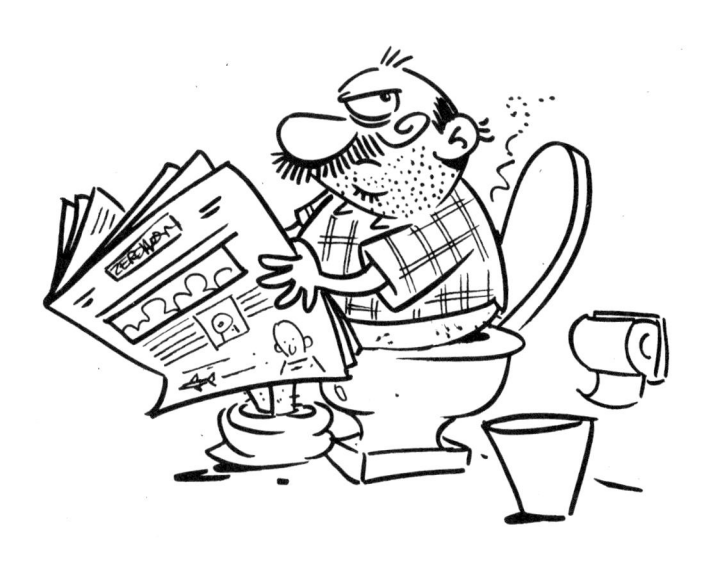

26. Caipirinha cura resfriado?

É popular a prescrição do tratamento dos "C" para curar resfriado: "Canja, Cama, vitamina C e Caipirinha".

No entanto, não existe nenhuma base científica para esse tratamento, o que é uma pena, pois beber caipirinha é muito bom. Talvez o que funcione ainda mais contra o vírus seja o repouso na cama e a boa alimentação. A vitamina C, o álcool ou o limão pouco ou nada fazem contra o resfriado. Tomar líquidos (água, por exemplo) é muito mais importante para manter o corpo hidratado.

27. Exercitar-se antes de dormir é a melhor forma de não dormir.

O exercício físico provoca a eliminação de inúmeros hormônios, dentre os quais a endorfina e a adrenalina. A má notícia é que todos eles mais excitam do que sedam, e terminam atrapalhando o sono. Por isso, devemos exercitar-nos até três horas antes de deitar e dormir em paz depois.

28. É possível nadar ou se exercitar após as refeições?

Obviamente, nosso organismo estará concentrado na digestão dos alimentos durante algumas horas. No entanto, não há impeditivo algum em se fazer exercícios como caminhar ou banhar-se, o que até facilita a digestão. Porém, exercícios mais pesados causarão uma competição entre os músculos e o aparelho digestivo em busca de maior volume de sangue, o que pode prejudicar um dos dois. Cãibras, náuseas, movimentação intestinal ou cansaço são sinais de que um deles está perdendo a luta.

Outra questão é a temperatura da água. Os mares frios e agitados exigem respeito após uma boa refeição. Associam-se a isso dois fatores: o exercício mais intenso e a perda de calor. O organismo acelera seu metabolismo para produzir mais calor e vencer a queda de temperatura. Portanto, o aparelho digestivo em pleno desempenho de suas funções pode ser prejudicado. Não é raro ocorrerem náuseas e vômitos como conseqüência. Uma refeição leve, obviamente, não produzirá o mesmo efeito.

Mas nada impede que se entre em uma piscina de água tépida logo após uma refeição. Sempre impedimos nossas crianças de fazer isso, o que provavelmente está certo, pois elas colocam muita energia em tudo o que fazem.

29. Pode-se tomar banho de chuveiro após as refeições?

Este é um problema já resolvido, não existe mais dúvidas. Se você fez uma refeição normal, sem excessos, seu banho também será normal. E pode lavar a cabeça. Não há problema algum.

Mas, se você comeu demais, qualquer coisa que faça além de dormir e roncar será demasiado.

30. Vento encanado causa resfriado?

Nem vento encanado, nem pegar chuva sem proteção ou agasalho, nem dormir com janela aberta ou ventilador ligado. Nada disso causa resfriado. Mudança repentina de temperatura ou elevação da umidade do ar também não causam resfriado. Resfriados são causados por um vírus e precisam de algumas condições para ocorrer:

1 – O vírus tem que estar no lugar, o que é mais comum de ocorrer em ambientes fechados.

2 – Você tem que manter contato com alguém resfriado.

3 – Você tem que estar com baixa imunidade. Se você tem dormido e se alimentado mal, anda cansado e estressado por trabalhar muito, então é um prato cheio para o vírus.

4 – Nessas condições, você fica ainda mais vulnerável se apanhar chuva, receber vento encanado etc.

Mas lembre-se: antibióticos não afetam o vírus. Repouso, boa alimentação e esperar o final do resfriado é o que ainda funciona.

Apesar disso, é atribuída a Napoleão a frase: "Prefiro um exército pela frente a um vento encanado pelas costas". Será que Napoleão realmente disse isso?

31. Vento encanado causa torcicolo?

Claro que dormir sem cobertor em um ambiente frio não é saudável. No mínimo, o descanso não será completo. Mas torcicolos não ocorrem apenas pela ação do vento ou do frio. É necessário também um movimento brusco que cause contratura persistente dos músculos do pescoço, geralmente provocada por compressão de um nervo da coluna cervical. Isso pode ocorrer em qualquer situação, até quando alguém o chama e você vira a cabeça abruptamente.

Um amigo meu teve um torcicolo ao tomar banho no dia de seu casamento. É óbvio que a tensão em que vivia facilitou as coisas. Mas poderia estar sendo também um último aviso...

32. Pegar frio ou umidade ou variação súbita de temperatura causa espirros. É o resfriado chegando?

De jeito nenhum. Os espirros que ocorrem com as variações de temperatura são devidos à alergia ao frio e podem ser confundidos com resfriado, porém:

1 – Se eles persistem por pelo menos três dias, aí você pode dizer que está resfriado.

2 – Quando não permanecem os sintomas pelos três dias subseqüentes, é pura alergia. Em algumas horas, ou após se aquecer ou a temperatura mudar, você estará bem.

33. Telefone celular faz mal à saúde?

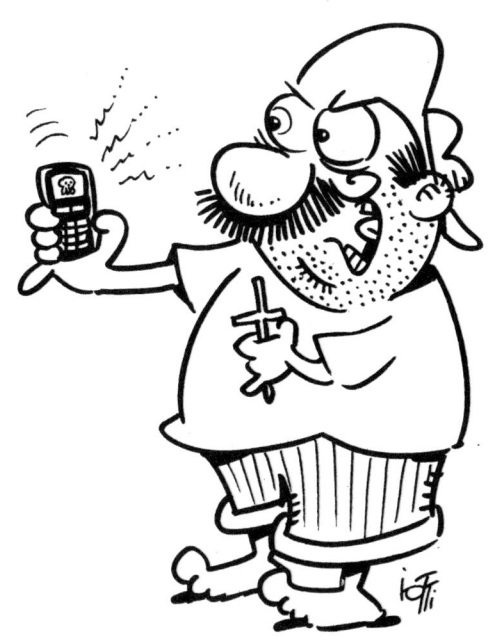

Já foi dito que os telefones celulares provocam câncer no cérebro. Mas nada ficou provado. As ondas de radiofreqüência são inócuas. Se pudéssemos vê-las passando ao nosso redor, ficaríamos assustados. Vivemos envoltos em ondas e nem por isso adoecemos mais. Mas persiste a fantasia popular sobre as ondas em geral. Por isso, vale a pena lembrar que há quase cem anos somos cercados por ondas de rádio e ninguém até hoje teve sua saúde afetada por elas. Mais recentemente, fomos invadidos pelas ondas da televisão e continuamos ilesos. Agora é a vez dos telefones celulares.

34. Telefone celular interfere no funcionamento de marca-passos?

Há extensos estudos sobre o assunto. Hoje, os dispositivos implantáveis existentes (marca-passos, desfibriladores implantáveis) são muito seguros e raramente sofrem qualquer influência externa. De qualquer modo, aconselha-se a usar o telefone no ouvido do lado contrário ao marca-passo e nunca levá-lo no bolso da camisa, sobre a região onde o marca-passo está implantado. As torres de transmissão são menos inocentes, e os portadores de marca-passo devem permanecer a pelo menos seis metros de distância delas.

O que aconteceria se houvesse uma interferência nesses dispositivos? O mais comum seria a ocorrência de alteração em sua programação eletrônica. Vários parâmetros podem mudar, como a freqüência e a voltagem dos estímulos elétricos no seu marca-passo. O que, felizmente, não acontece é a descarga rápida da bateria. Isso obrigaria a troca imediata do aparelho. As demais complicações podem ser resolvidas externamente com facilidade, por meio de um programador eletromagnético que transmite as novas informações através da pele.

35. Os detectores de armas dos aeroportos podem desprogramar os marca-passos?

Apesar de cada vez mais rara, a interferência de campos magnéticos sobre dispositivos eletrônicos implantáveis realmente pode ocorrer. Os modernos circuitos eletrônicos de proteção de desfibriladores, marca-passos, bombas de insulina etc. evitam esses problemas, mas é bom não desafiar os astros e submeter-se à revista manual após mostrar a carteira de portador ao agente de segurança. O que poderia ocorrer? Programação indesejável do aparelho, que passaria a funcionar com freqüência ou voltagem alterada, podendo deixar de funcionar e até provocar a morte do desavisado viajante.

36. Pode-se segurar um espirro?

Segurar o espirro ou espirrar "para dentro" provoca súbito aumento da pressão nas vias aéreas e até dentro do crânio. Os riscos mais comuns são sangramento nasal, ruptura dos tímpanos, perda da audição, vertigem e até descolamento de retina. Portanto, não é bom trancar o espirro.

Use o lenço e espirre à vontade. É mais saudável.

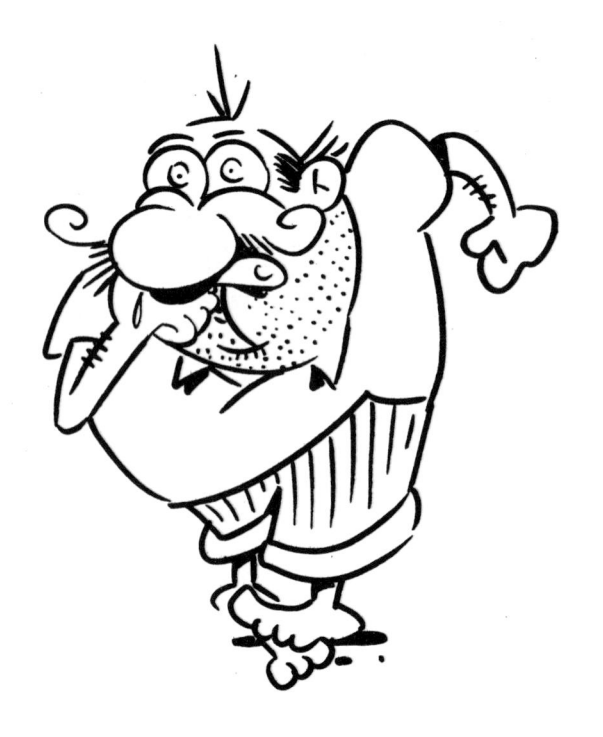

37. Cabelo grisalho é sinal de maturidade?

Não. É apenas sinal de que seu cabelo tem menos pigmentos de melanina.

A perda da capacidade do folículo do cabelo de produzir melanina ocorre progressivamente. Isso pode ser precoce, por razões genéticas ou, mais tardiamente, devido à idade. Não há mecanismos conhecidos para retardar o branqueamento dos cabelos. As mulheres já resolveram esse problema com pinturas sofisticadas. Os homens ainda estão longe da solução. O melhor é deixar que a natureza faça seu curso normal e aceitar os cabelos brancos como um prêmio da vida. Afinal, a única forma que conhecemos para viver muito ainda é o envelhecimento.

38. Por que diminuímos de tamanho ao longo da vida?

O tempo é inexorável e age sobre todo o corpo. O que era duro na juventude amolece, o que era mole endurece. Não confunda: nossos músculos amolecem e se afinam perdendo seu tônus, enquanto nossas articulações endurecem. A gravidade assume parte da culpa, pois com menor tônus muscular ela age mais fortemente sobre nossa coluna, reduzindo o espaço entre as vértebras e nossa altura. E, às vezes, nos encurvando. Por isso, alongamentos são tão importantes. Ao nos alongarmos, lutamos contra os efeitos da ação da gravidade sobre nossos músculos e articulações.

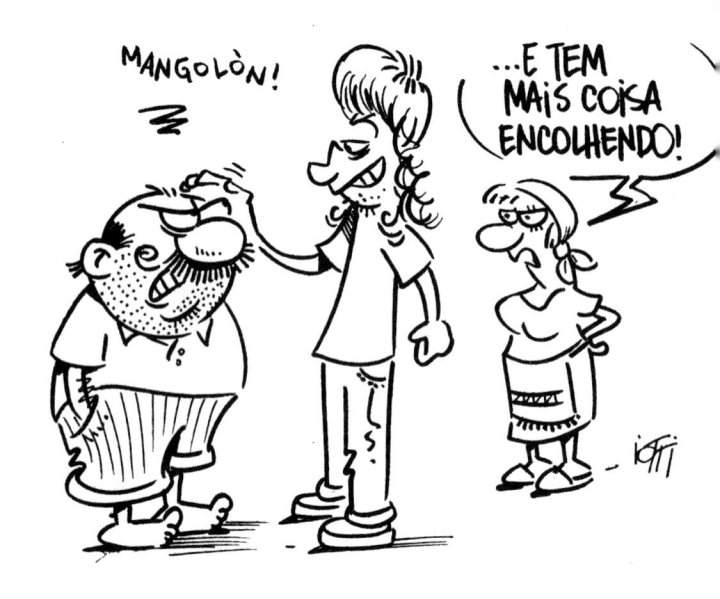

39. Dormimos menos depois de envelhecer?

Na verdade, nossas necessidades de sono permanecem as mesmas. O que se torna mais difícil é adormecer. Além disso, o sono é interrompido com muito mais freqüência, dando-nos a sensação de que dormimos menos. À medida que envelhecemos, portanto, temos menos horas de sono profundo do que quando jovens. Mas dormir continua sendo fundamental, em qualquer idade.

40. Por que a barriga ronca quando temos fome?

O ronco da barriga é causado pela movimentação gastrointestinal. Nos intestinos sempre há gases e líquido em movimento, causando um ruído característico. Quando estamos com fome, o aparelho digestivo recebe uma ordem do cérebro: "Esteja preparado. Aí vem alimento". E o estômago e o intestino põem-se a funcionar. Depois de alimentado, o intestino recebe uma ordem do estômago: "Estou trabalhando. O próximo será você. Prepare-se". E mais ruídos são produzidos. Se nos alimentarmos em horários definidos, o ronco ocorrerá pontualmente, como um relógio relembrando-nos da necessidade de alimento.

41. Podemos ter no máximo três infartos?

Esta é uma informação da cultura popular que tem certa lógica. O infarto é a oclusão de uma artéria coronária que leva sangue oxigenado ao músculo cardíaco. O sangue é o verdadeiro combustível do músculo. Se uma dessas artérias ficar obstruída por aterosclerose, ou seja, por formação de placas de gordura na parede interna, o músculo da região irrigada pela artéria morre. Isso é o infarto. Temos três artérias coronárias principais. Portanto, a lógica é podermos ter três infartos. Depois a situação torna-se crítica, porque a irrigação do músculo cardíaco desaparece.

42. Meu avô viveu 95 anos. Qual a minha chance de chegar lá?

Vários estudos demonstram que a genética tem papel importante na longevidade. Mas nenhum deles aposta em mais de 30% de chance de você repetir a longevidade de seu avô. O melhor é apostar em um bom estilo de vida e esquecer a genética.

43. Por que o feijão causa tantos gases?

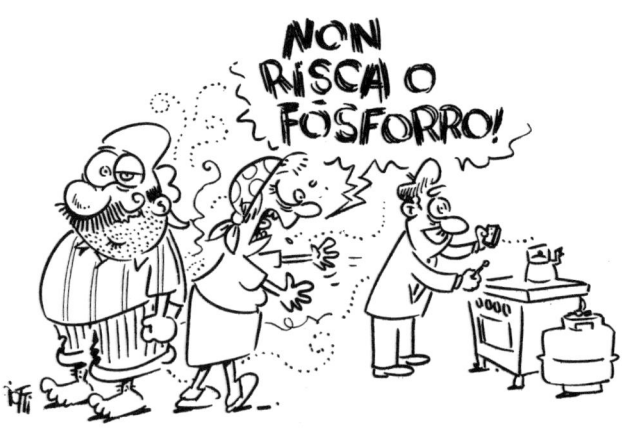

O feijão contém açúcares complexos que o intestino tem mais dificuldade de digerir. São os oligossacarídeos, que em contato com as bactérias do intestino geram muitos gases pelo processo de fermentação. O melhor método para evitar isso é deixar o feijão de molho já no dia anterior, jogando a água fora antes de cozinhá-lo. Isso rompe alguns dos açúcares e provoca menos formação de gases, apesar de causar a perda de algumas vitaminas solúveis em água.

44. É perigoso ficar sentado por muito tempo na mesma posição?

A "síndrome da classe econômica" dos vôos internacionais passou a demonstrar que sim. Se você faz vôos longos com freqüência, deve movimentar-se a cada duas horas pelo menos, caminhar e mover as pernas e os pés mesmo sentado em sua poltrona. Isso ajuda a prevenir a ocorrência de "trombose venosa profunda", que é a formação de coágulos em veias das pernas que depois podem se deslocar até o pulmão. Tomar duas aspirinas infantis antes de um vôo é também aconselhável.

45. É VERDADE QUE USAMOS APENAS UMA PEQUENA PARTE DE NOSSO CÉREBRO?

De acordo com a teoria da evolução, o órgão que não é usado atrofia. Como isso não é o que está acontecendo com o cérebro humano, significa que estamos usando todos os nossos neurônios. A diferença é que utilizamos partes diferentes do cérebro em tempos diferentes. O segredo para estimular o cérebro está em instigar o maior número de áreas ao mesmo tempo. Isso desenvolve a inteligência, aumentando sua utilização. Na verdade, o potencial de nosso cérebro é muito maior do que o que na prática utilizamos. Tiramos dele muito menos do que pode nos dar. Na realidade, nosso cérebro recebe simultaneamente quatrocentos bilhões de estímulos, mas só consegue processar dois mil. Isso porque nossos sensores (tato, olfato, visão etc.) são muitos grosseiros e insensíveis. Aprendi isso com o professor de física quântica Moacir de Araújo Lima.

46. Quanto maior o cérebro, melhor ele funciona?

Nem tanto. O tamanho do cérebro não é documento. O cérebro feminino é geralmente menor do que o masculino e nem por isso tem menos desempenho. Aliás, o cérebro de Einstein era 10% menor do que o da média...

47. Esquecer onde deixamos as chaves é sinal de Alzheimer?

Se fosse, estaríamos todos em fim de carreira. No entanto, se encontramos as chaves e não as reconhecemos como nossas, aí sim estamos com problemas à vista. O Alzheimer se manifesta abruptamente ou lentamente, mas sempre é caracterizado pela perda da habilidade de manejar situações anteriormente comuns, como reconhecer objetos e pessoas íntimas ou mesmo o caminho de casa. Esquecimentos diários ocorrem com freqüência e têm mais a ver com desatenção, estresse e excesso de trabalho.

48. Você pode ficar mais esperto do que é exercitando o cérebro?

Definitivamente, sim. O aprendizado de uma língua, a leitura, a convivência com vários grupos sociais, tudo isso faz com que você fique mais esperto. O cérebro humano exige novidades. É "novidadeiro".

49. Osteoporose só ocorre em mulheres?

Não, mas ocorre *mais* em mulheres. Após os 45 anos, 25% das mulheres e apenas 15% dos homens têm a doença. Mas, após os 75 anos, os homens também chegam a 25% de incidência. As mulheres desenvolvem osteoporose mais cedo, a partir da menopausa, porque reduzem a produção de estrógeno e a captação de cálcio pelos ossos.

50. A prática de exercícios não tem limites?

Os atletas dizem que não. Mas muitos deles sofrem de problemas articulares ou cardíacos e nem sempre têm longevidade. Como em tudo, a moderação é a ordem.

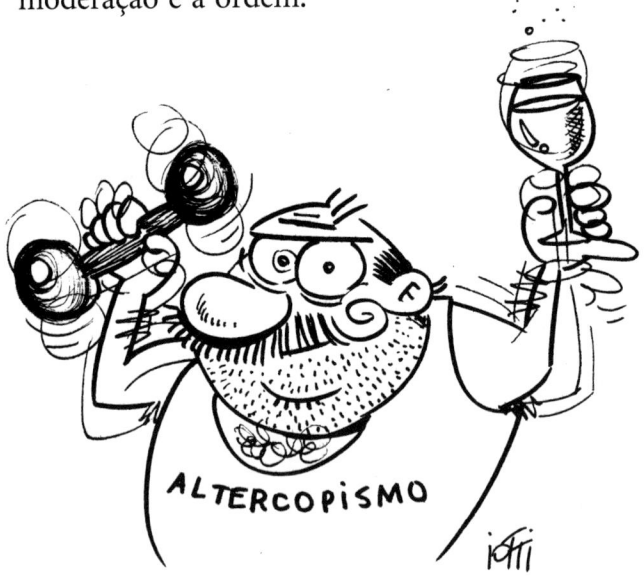

ALTERCOPISMO

51. Pode-se acordar um sonâmbulo?

Esta é uma velha história, apesar de que hoje se ouve falar muito pouco de casos de sonambulismo. O sonâmbulo, segundo a tradição, não deve ser acordado, a não ser que esteja em situação de perigo. O sono dos sonâmbulos é o mais profundo, segundo os especialistas, e talvez, ao acordá-lo, se possa provocar um choque psicológico maior do que os riscos naturais que ele corre ao caminhar dormindo.

52. Redes de alta tensão prejudicam a saúde e causam câncer?

Esta pergunta já gerou longas discussões e muitos estudos. Uma legislação bem restrita chegou a ser promulgada em quase todos os países, determinando que em distâncias variáveis de até mais de 150 metros de uma linha de alta tensão não se poderiam construir residências. Um estudo calculou em 17 bilhões de dólares os gastos nos Estados Unidos em indenizações a propriedades pela redução de seu valor comercial pela simples presença de uma linha de alta tensão. E, curiosamente, até hoje não existem estudos conclusivos nem confirmação de maior incidência de câncer ou de problemas cerebrais em indivíduos que vivem embaixo de linhas de alta tensão.

53. Você se machucou: deve usar gelo ou bolsa de água quente?

Frio ou calor? Eis a questão.

Nas primeiras 48 horas de uma contusão, usa-se gelo para evitar o edema, que aumenta a dor e imobiliza a articulação. Usando-se gelo, reduz-se a infiltração de sangue e líquido para os tecidos no local da contusão, diminuindo o edema. Após 48 horas, no entanto, deve ser usada bolsa de água quente para favorecer a circulação no local e, com isso, trazer maior número de células de combate à inflamação.

54. Exercícios abdominais provocam dor nas costas?

Ao contrário do que se pode imaginar, exercícios abdominais aliviam a dor nas costas. Mas o que tem a ver o abdômen com as costas? Os exercícios abdominais fortalecem os músculos do abdômen, que ajudam a equilibrar o peso do corpo sobre as vértebras, melhorando as dores causadas por problemas na coluna.

55. Maratona rejuvenesce?

Definitivamente, não. Claro que há honrosas exceções de octogenários saudáveis ex-maratonistas. Porém, o mais comum é que, pelo impacto repetido sobre as articulações, ocorram osteoartrites ao longo dos anos, que impedirão a prática de exercícios saudáveis. E, para viver muito, precisamos fazer exercícios saudáveis por toda a vida. Após os 40 anos, devemos praticar esportes que sejam viáveis até mesmo após os 80.

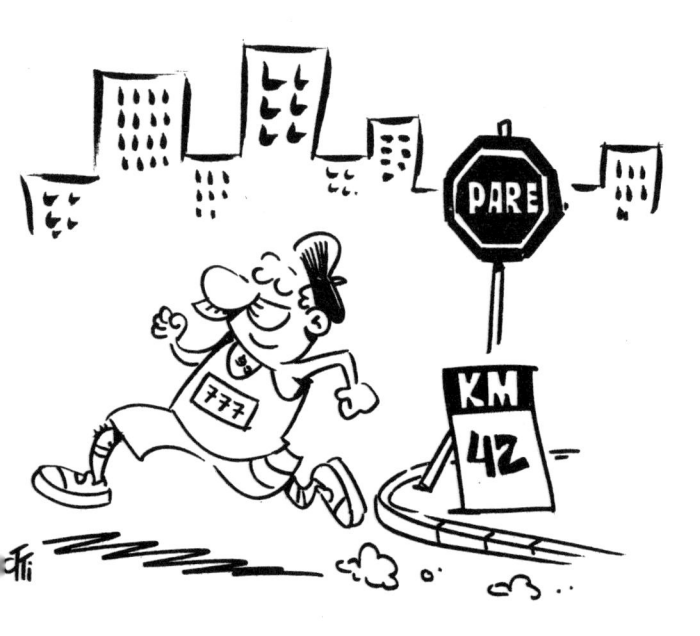

56. Gordurinhas localizadas desaparecem com massagem?

Pneus, celulites, barriga, papada, nada disso diminui com massagens, exercícios ou estimulação elétrica.

Exercícios queimam gorduras em geral, mas não as localizadas. Muito freqüentemente, o local que queremos reduzir é o último que desaparece. O rosto parece ser o primeiro lugar que emagrece.

Massagens no rosto ajudam pouco para emagrecer. No abdômen, menos ainda.

57. As linhas da mão realmente mostram o futuro?

Infelizmente, não. Elas podem mostrar alterações genéticas ou características familiares. Mas é só até onde podem ir. Ler a mão tornou-se uma profissão que certamente exige muita criatividade, porque prever qualquer coisa já é difícil. Imaginem prever o futuro...

58. Os homens das cavernas viviam muito porque não tinham televisão, impostos ou congestionamento de trânsito?

Na verdade, os homens e as mulheres das cavernas viviam muito pouco. Ao que consta, os homens viviam cerca de quatorze anos, e as mulheres não chegavam aos dezoito. Seus inimigos eram outros: a falta de higiene nas cavernas, que dizimava as mulheres nos partos repetidos, e a precocidade dos meninos guerreiros, que deviam enfrentar as feras para prover alimento para a família.

59. Exercícios abdominais tiram a barriga?

Não. Só fortalecem a musculatura do abdômen e das costas. Podemos fortalecer músculos isolados do corpo através do exercício, mas não eliminar gorduras isoladas.

Estimuladores elétricos também não afetam a gordura abdominal. Não há outra saída: para melhorar nosso aspecto, além de nos exercitar, temos de fazer dieta, perder peso.

60. É perigoso obesos se exercitarem?

Seu corpo exige comida e exercício, não importa qual seja seu peso. Se você está muito acima do peso, use um programa de exercícios mais suave. Caminhadas diárias de cinco minutos, aumentando dois minutos por dia, podem ser a solução. Hidroginástica é uma boa saída para evitar que seu peso destrua suas articulações. Peça orientação a seu médico.

61. Sua voz sexy pode estar indicando outra coisa.

Um nódulo nas cordas vocais, por exemplo. Se você fuma ou usa muito a voz, falando alto, irrita as cordas vocais, formando nódulos que se transformam em pólipos. Os pólipos são um crescimento anormal de células sobre as cordas vocais. Justamente esses pólipos e nódulos é que podem deixar sua voz mais rouca. Mas isso não é nada sexy. Você deve procurar um médico. E parar de fumar antes que a encrenca seja maior!

62. Ronco e apnéia reduzem o desempenho sexual?

Em primeiro lugar, o que é o ronco? É a vibração da campainha e do limite posterior do céu da boca, chamado palato. O ar sai comprimido das paredes da laringe e faz vibrar a campainha e o palato.

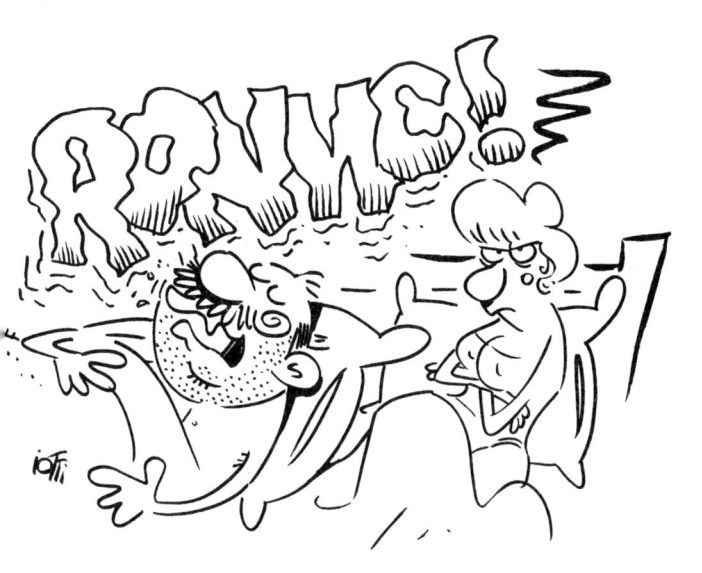

E o que é a apnéia? É a interrupção da respiração durante o sono. Ela geralmente acompanha o ronco, mas os roncadores podem não ter apnéia. De qualquer forma, o efeito final é uma redução da oxigenação do sangue durante o sono. Isso tem efeitos variados sobre o organismo. Um deles é a redução da produção de testosterona, o que provoca redução da libido e do desempenho sexual.

63. Bocejamos porque estamos cansados?

Até pode ser. Mas, na verdade, quando bocejamos nosso organismo está aumentando o nível de oxigênio no sangue. É para isso que serve o bocejo. É lógico que, quando estamos com sono, começamos a respirar mais superficialmente e baixamos um pouco o nível de oxigênio. Por isso, bocejamos mais quando estamos com sono. Meu brilhante amigo Hélio Cypriano, um garoto de 83 anos do Rio de Janeiro, localizou na revista *Nature* um estudo da Columbia University mostrando que o bocejo é um sinal de acasalamento usado por algumas espécies de animais quando, por alguma razão, sentem que podem ser extintas. O bocejo seria, então, um chamamento para o sexo... Este artigo agradou muito ao Hélio.

64. Falta de ar significa sempre problema pulmonar ou cardíaco?

A causa mais comum da falta de ar não é nem pulmonar nem cardíaca. É a ansiedade. Quando estamos ansiosos, temos freqüentemente a sensação de que o ar não entra nos pulmões e então o forçamos através de uma inspiração profunda: é o suspiro, que já inspirou muitos poetas e romancistas. O suspiro ocorre sem relação com esforço algum e causa a nítida impressão de que nossa respiração está incompleta e necessita de uma suplementação. É a chamada "dispnéia suspirosa", que não tem nada a ver com a dispnéia cardíaca (falta de ar quando se faz um esforço) ou pulmonar (falta de ar contínua, mesmo em repouso). Portanto, se você anda "suspirando" muito, pode não ser paixão, mas certamente é ansiedade, talvez por falta de uma.

65. Vitamina em excesso não faz mal?

Normalmente, o excesso de vitaminas que ingerimos sai pela urina, que termina ficando de cor amarela forte e com cheiro intenso. Porém, o excesso de vitamina A e de betacaroteno pode ser prejudicial à saúde. Em doses acima de 2.500 unidades internacionais (UI), ela deixa de ser antioxidante e passa a ter efeito contrário, acelerando o envelhecimento celular e aumentando a incidência de aterosclerose e câncer de pulmão. Portanto, 2.500 UI diárias de vitamina A são suficientes.

Além disso, você sabe qual é a maior fonte natural de vitaminas no mundo? É o xixi dos americanos, que são os maiores consumidores de vitaminas e terminam eliminando pela urina o excesso que não é absorvido.

66. Úlcera gástrica nem sempre é causada por estresse e pode ser contagiosa.

Até alguns anos atrás, este era o pensamento geral: úlcera é causada por estresse. Mas isso mudou. Hoje se sabe que a maioria das úlceras é causada por uma bactéria chamada *Helicobacter pylori*. Apesar de ter nome de helicóptero, essa bactéria ataca a parede do estômago, produzindo erosão, dor, azia etc. O bom é que o tratamento com antibióticos resolve o problema. O ruim é que a bactéria pode ser transmitida através dos líquidos da boca pelo beijo, por exemplo.

67. Pés descalços em laje fria após ato sexual causam doença sexualmente transmissível?

Absolutamente, não. As doenças sexualmente transmissíveis são adquiridas por contato sexual. Não há outras formas de contágio.

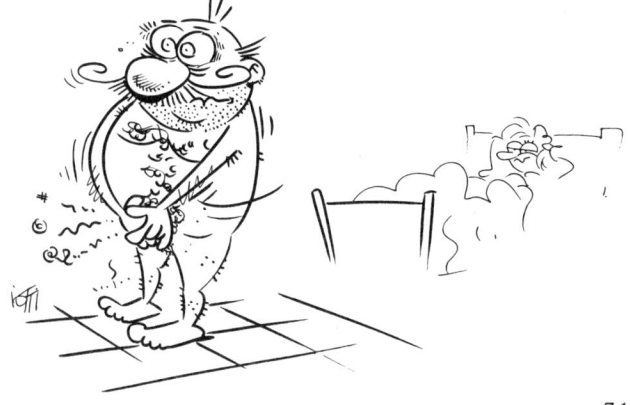

68. Por que as orelhas crescem com o passar dos anos?

Na verdade, não se trata de crescimento, mas de aumento da elasticidade dos tecidos. Ao longo da vida, o rosto muda progressivamente suas características. Como dizem, "com a idade tudo cai". As orelhas também.

69. Pó de asa de borboleta ou de mariposa causa cegueira em contato com os olhos?

A perturbação inicial da visão é rapidamente resolvida com água corrente em abundância. E, depois, com um colírio com antibiótico e corticóide. Alguns insetos têm pigmentos cáusticos em suas asas que podem provocar inflamação da córnea. O tratamento imediato após o contato costuma resolver o problema completamente.

70. Mau hálito, um problema do estômago ou da boca?

Por trás de mau cheiro, sempre ou quase sempre existe uma bactéria produzindo gases ao decompor substâncias orgânicas. Na boca, os dentes e as gengivas abrigam bactérias, daí a necessidade de escovação freqüente, inclusive da língua. No estômago, as bactérias produzem gases que também são eliminados pela boca, causando mau hálito. Alguns alimentos produzem gases de odor forte, como a cebola e o alho, e devem ser evitados se você não quer ter "bafo de onça" ou de dragão.

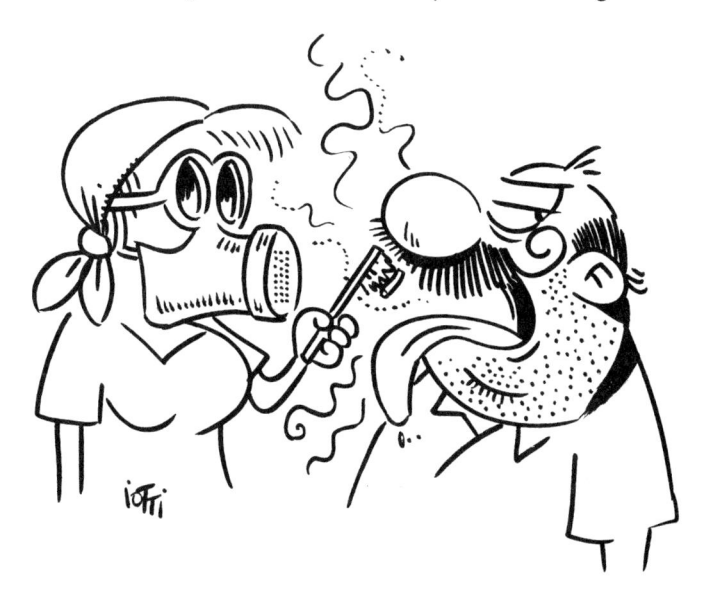

71. Diarréia não se trata. O melhor é botar tudo para fora.

As diarréias são geralmente provocadas por infecção por algum germe intestinal que paralisa a parede do intestino delgado, permitindo que saiam líquidos do sangue para o interior do tubo digestivo. Daí a torrente de líquido que eliminamos em cada evacuação. O melhor tratamento é tomar sopa de arroz cozida em caldo de galinha, a famosa canja de galinha, que ajuda a reconstituir a camada de proteção da parede intestinal. Antiespasmódicos para as cólicas também são necessários. Mas a idéia de deixar a diarréia terminar por si não é boa, pois, além de desidratar, podemos acabar morando no banheiro. Fale com seu médico.

72. Ao envelhecer, você inevitavelmente vai necessitar de Viagra?

O desempenho sexual vai piorando ao longo da vida. Mas muitos homens têm a felicidade de não serem surpreendidos por essa má notícia quando atingem uma idade mais madura. Cerca de 5% dos homens aos 40 anos e 25% aos 65 têm disfunção erétil. O Viagra contribui com estes e melhora ainda mais o desempenho dos que se consideram em forma.

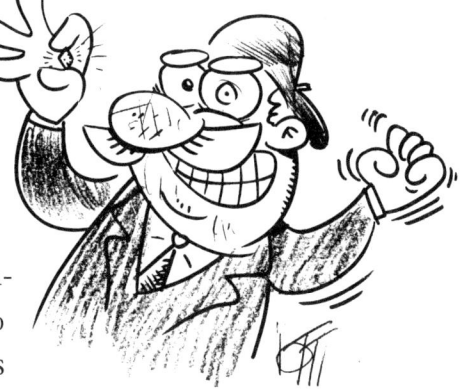

73. Sutiã apertado causa câncer de mama?

Não há evidência de que sutiãs apertados ou outros traumas nas mamas causem câncer. O trauma nas mamas provoca grande pavor entre as mulheres. O resultado geralmente é a produção de necrose de gordura mamária, uma lesão cuja imagem de limites imprecisos na mamografia pode lembrar um tumor. Mas não há motivo para pânico. Não é tumor nem se transformará em tumor. É apenas necrose de gordura, ou seja, o acúmulo de células mortas provocado pelo trauma.

74. Praticar sexo exige preparo físico?

Se você não consegue subir dois lances de escada sem cansar e bufar, certamente terá dificuldades de se envolver em trinta minutos de sexo. Mas não terá problemas para dez minutos em posição passiva.

Você está preparado para dez ou trinta minutos? O que prefere?

75. Praticar sexo emagrece?

Certamente, como todo exercício, o sexo queima calorias e ajuda a emagrecer. Sexo ativo durante vinte a trinta minutos queima trezentas calorias, o equivalente a correr três quilômetros. Isso, certamente, emagrece.

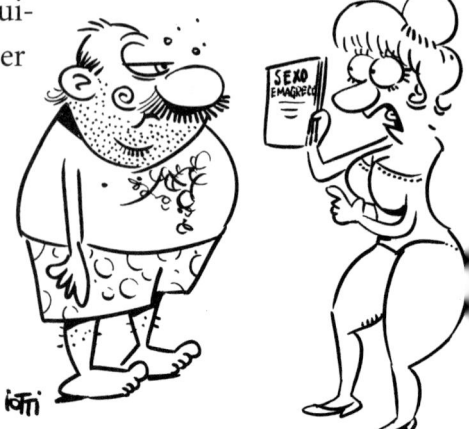

76. Música prejudica os ouvidos?

Na cultura em que vivemos, cada vez mais ouvimos música. Isso é muito bom, se atendermos a duas condições principais:

1 – O volume do som deve permitir conversar enquanto se ouve música. Isso significa que não está tão alto a ponto de danificar nossos ouvidos.

2 – Você deve escolher seu estilo. Ouvir música tem que ser um prazer, e nem todo tipo de música nos causa prazer.

Os roqueiros estão confirmando a informação: ouvir música em volume absurdamente alto leva progressivamente à surdez.

77. Suar demais é doença?

Os gordos suam muito e alguns magros também. Se não há outra causa, como calor excessivo ou obesidade, pode-se pensar em uma doença chamada "hiperidrose". Nesse caso, há excesso de suor, principalmente nas mãos e nos pés, por disfunção dos nervos simpáticos que controlam os vasos dos membros. Existe até cirurgia para isso. O hábito de suar muito nas mãos é desagradável e gera inúmeros problemas, principalmente ao cumprimentar outras pessoas. Por isso, os orientais cumprimentam-se fazendo flexão do tronco. Dizem que injeções de Botox nas axilas podem resolver esse problema.

78. Cremes para a pele fazem rejuvenescer?

A descamação provocada por cremes que contenham derivados dos ácidos alfa-hidroxila ou retinóico remove células mortas e faz a pele rejuvenescer produzindo novas células. Além disso, os cuidados com a pele do rosto podem incluir o uso de cremes que contenham colágeno e até injeções de Botox para reduzir ou atenuar algumas rugas. O importante é a hidratação da pele para mantê-la viva e ativa, com cremes ou água. Mas o essencial mesmo, segundo os dermatologistas, é a proteção contra os raios solares ultravioleta (UVA) que provocam o bronzeamento, atuando mais profundamente na derme e causando alterações que podem ser definitivas: são as marcas precoces do envelhecimento da pele.

79. Por que suamos à noite?

Existem algumas doenças que provocam sudorese noturna, mas nenhuma delas é suficientemente freqüente para explicar nosso suor à noite. A primeira provável causa é a temperatura elevada. Há inclusive casais que precisam construir uma parede no meio da cama porque têm hábitos opostos: um gosta do frio e o outro, do calor. Uma causa comum para esses suores podem ser as feijoadas ou churrascos no jantar, que obrigam o aparelho digestivo e o metabolismo a permanecerem em grande atividade, e a conseqüente perda de calor através do suor. Uma outra causa, ainda, é a obesidade. Os obesos suam mais à noite. Alguns remédios também provocam sudorese noturna. Assim como o estresse, talvez porque o sono agitado dê ordens confusas a nossas glândulas da pele. Você alguma vez já sonhou que estava correndo e acordou completamente encharcado de suor?

80. Olho seco se cura com água?

Água é bom para tudo. Reidrata, recompõe os tecidos, favorece o funcionamento dos órgãos. Mas temos de tomar dois litros por dia. Apesar de parecer impossível, essa é a quantidade necessária para manter seus olhos bem hidratados, conservando as glândulas lacrimais mais ativas. O olho seco é um problema que vem se tornando cada vez mais comum. Usar colírios com a composição da lágrima melhora muito. Mas, bebendo mais água, nossa fábrica de lágrimas não deixa de trabalhar. Mesmo sem ficarmos tristes ou descascarmos cebola.

É óbvio que existem outras causas para olhos secos que não se curam com água: hipertensão, desequilíbrio hormonal, reumatismo ou o uso de certos medicamentos. Converse com seu oftalmologista.

81. A tela do computador resseca os olhos?

Normalmente, uma pessoa pisca a cada 6 a 8 segundos. Usando o computador, temos a tendência de fixar os olhos por mais tempo, piscando muito menos. Isso provoca ressecamento dos olhos. Quanto mais alta estiver a tela, mais abertos estarão os olhos e mais expostos ao ressecamento. Por isso o melhor, tanto para os olhos como para a coluna, é usar um *lap-top* ou manter a tela mais baixa ou, no mínimo, na horizontal. Resultado: menos olhos secos e menos problemas na coluna cervical.

82. Comer cenoura é bom para os olhos?

Sim, porque ela contém betacaroteno, que dá origem à vitamina A, fundamental para uma boa visão. No entanto, espinafre e milho contêm "luteína", um antioxidante que protege mais a retina do que o betacaroteno. Portanto, comer cenoura, milho e espinafre é bom para os olhos. Será por isso que as lebres e os coelhos enxergam tão bem à noite?

83. Fumar provoca rugas ao redor da boca?

O cigarro não ataca somente os pulmões. Ele também reduz a circulação arterial, diminuindo o calibre dos pequenos vasos da pele e causando perda da elasticidade e envelhecimento precoce dela. Um único cigarro mantém essa ação sobre a pele durante seis horas. A associação de fumo com exposição ao sol é terrível para a pele. Rugas devidas ao cigarro ocorrem em muitos locais, sem falar naquelas ao redor da boca que até jovens fumantes de quarenta anos começam a apresentar. Não é à toa que a boca de fumantes pesados parece um código de barras...

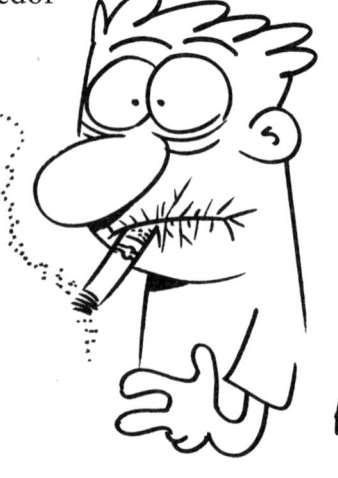

84. Acne: hormônios ou alimentação?

Na verdade, apenas alterações hormonais e propensão genética são determinantes de acne. A acne é uma condição comum em adolescentes, que sofrem grandes transformações hormonais, produzindo mais óleo na pele e levando a reações inflamatórias: as terríveis espinhas. Lavar o rosto com produtos especiais e usar cremes anti-acne é importante. Dietas (suprimindo chocolate, por exemplo) não são tão eficazes assim. Seu dermatologista saberá como tratar sua acne.

85. Hospitais são lugares sadios?

Hospitais são necessários, mas não são os lugares mais seguros. Além de serem o local onde se encontram pessoas doentes, é neles que ocorre a maior concentração de bactérias resistentes a antibióticos. Lavar as mãos freqüentemente é uma necessidade se você tiver de ficar circulando em um hospital.

86. Quanto menos tempo se tomar antibióticos, melhor?

Cada infecção e cada antibiótico têm uma prescrição específica para a dose diária e o número de dias a ser usado. Parar no terceiro dia porque a tosse melhorou não é uma boa idéia se a prescrição foi para sete dias para curar uma infecção respiratória. As bactérias, quando sobrevivem a um antibiótico por um tratamento mal feito, tornam-se resistentes e podem piorar a infecção. Da mesma forma, não se deve tomar antibióticos por qualquer infecção banal, porque a resistência dos germes vai aumentando. A velha penicilina já não consegue liquidar muitas bactérias, que se tornaram resistentes. Sempre é necessário surgir um novo antibiótico com maior potência, pois já existem bactérias resistentes a todos os antibióticos conhecidos. Graças a Deus, elas são raras.

87. O que é alergia?

Alergia é a resposta imunológica de defesa do organismo contra um agressor externo (chamado alergeno). Os agressores podem ser pó, pólen, detergentes, agentes químicos contidos em cremes de barbear ou sabonetes. Qualquer coisa que seja externa ao organismo pode causar alergia. Mudanças de temperatura e umidade, por exemplo, podem provocar espirros. Pó ou pólen, também. Às vezes, o organismo se adapta; outras, responde sempre igual, com alergia.

88. As células-tronco irão curar todas as doenças?

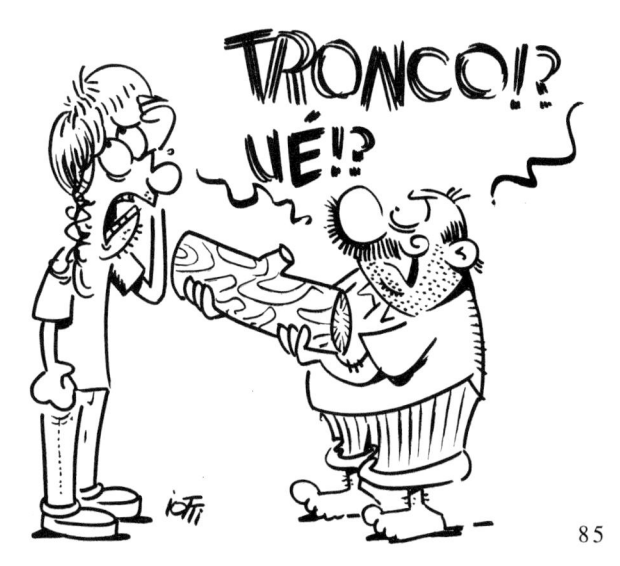

As células-tronco são células que podem gerar qualquer outra célula do organismo. (Do coração ou do cérebro, por exemplo.) Elas estão presentes em todos os tecidos e têm a incumbência de regenerá-los em casos de trauma ou até de evitar o envelhecimento natural. No entanto, há dois problemas. O primeiro é que, à medida que envelhecemos, nossas células-tronco vão perdendo a capacidade de regenerar os tecidos, e a ciência ainda não sabe por que isso acontece. O segundo problema é que o cultivo e a aplicação clínica de células-tronco recém estão em seu início e ainda há um longo caminho para a pesquisa. Por enquanto, as células-tronco são apenas uma promessa.

89. POR QUE TODO BRASILEIRO SOFRE DO FÍGADO?

Este é um dos mitos nacionais mais fascinantes. Se há uma doença nacional, é a "doença do fígado".

Pois essa doença não existe, é puro mito. Freqüentemente, após comermos uma feijoada ou bebermos quantidades industriais de álcool, dizemos que estamos nos sentindo mal, certamente porque sobrecarregamos o fígado. No entanto, as razões desse mal costumam ser digestivas e nada têm a ver com o fígado.

A "ressaca" após excessos alimentares e alcoólicos provoca náuseas, vômitos, cólicas abdominais, tudo relacionado ao estômago e ao intestino, e muito pouco devido ao mau funcionamento hepático. O fígado geralmente adoece por infecção (hepatites, por exemplo), cálculo na vesícula (cólica biliar) ou cirrose, doenças que não desaparecem em algumas horas após a ressaca. No entanto, a ingestão freqüente de bebidas alcoólicas pode levar à cirrose.

O fígado é um órgão que deve ser levado a sério. Principalmente pelos 20% de brasileiros dedicados ao alcoolismo.

90. Crianças maiores sentem dor no lado esquerdo do abdômen porque estão crescendo?

Quem não lembra da dor aguda no flanco esquerdo do abdômen após uma boa corrida? Todos nós sentimos essa dor na infância. Ela não tem nada a ver com o crescimento. É causada pela contração espontânea do baço. Mas o que é o baço? Este órgão, na infância e na juventude, tem a importante função de fabricar glóbulos vermelhos para o sangue.

Quando uma criança corre, a exigência de oxigênio pelo corpo aumenta e o baço se contrai, injetando na circulação mais glóbulos vermelhos de emergência, para melhorar a oxigenação. Essa contração causa a dor. Com o passar do tempo, na adolescência, a fábrica de glóbulos reduz sua atividade, e a medula óssea assume suas funções. É lógico! Os ossos das crianças são muito pequenos para abrigar toda a fábrica de sangue. Uma fábrica auxiliar funciona até os ossos darem conta da tarefa. O baço, coitado, ao perder sua função, passa a ser quase inútil... Até surgir alguma doença que exija sua atuação de novo.

91. Vinagre dá brilho aos cabelos?

Por incrível que pareça, com tanto xampu caro e sofisticado, você tem em sua cozinha um dos melhores produtos para dar brilho aos cabelos: o vinagre.

É lógico que o cheiro do vinagre pode permanecer, fazendo com que as pessoas pensem que você caiu de cabeça na bandeja da salada. Mas, com algumas pequenas borrifadas de perfume e diluindo um pouco o vinagre, você poderá brilhar. Ou, pelo menos, seus cabelos brilharão...

92. Bactérias e vírus são praticamente iguais: existem só para nos incomodar?

Algumas diferenças:

1 – As bactérias não são plantas nem animais. São seres pré-históricos formados por uma única célula que têm a capacidade de se reproduzir, e é isso que causa infecção.

2 – Há bactérias boas e ruins. Não podemos viver sem as bactérias boas de nosso intestino, por exemplo, que nos ajudam a digerir os alimentos. As bactérias ruins são as que provocam infecções.

3 – Outro exemplo de bactérias boas são as que participam da fabricação de cerveja.

4 – As bactérias respondem aos antibióticos. Os vírus não. No entanto, alguns antivirais

estão surgindo como resultado das pesquisas sobre a AIDS.

5 – Os vírus são cem vezes menores do que as bactérias e não têm a capacidade de reproduzir-se, porque não têm DNA.

6 – Como não têm DNA, os vírus entram nas células do corpo humano e usam nosso DNA para se multiplicar.

7 – Os vírus são sensíveis às vacinas que geram anticorpos, verdadeiros soldados de defesa do organismo. Por isso, vale a pena vacinar-se contra a gripe e a pneumonia.

8 – Os vírus e as bactérias são diferentes entre si, mas ambos podem nos incomodar muito. Portanto, é bom ficar sempre alerta.

93. Quando aparece pus, a infecção está curada e vindo para fora?

Não é verdade. A presença de pus é um sinal de que a batalha contra as bactérias continua. O pus é constituído de glóbulos brancos (chamados também de leucócitos), alguns mortos e outros ainda vivos, que têm a missão de literalmente "comer" as bactérias. Se houver dificuldade de vencer a infecção, a chegada de mais glóbulos brancos aumentará a quantidade de pus. Ou seja, enquanto houver pus, ainda há infecção.

94. Por que os homens choram menos do que as mulheres?

Isso parece ser um problema hormonal. A prolactina é um hormônio cuja produção aumenta com o estresse e também com o choro. Os níveis de prolactina parecem estar correlacionados com a freqüência do choro. Pois as mulheres, segundo um estudo, choram quatro vezes mais do que os homens e têm quase o dobro de prolactina no sangue. Será essa a explicação real?

95. O tipo explosivo que "põe tudo para fora" vive mais do que o "engolidor de sapos"?

Imagine dois tipos. Um tranca suas emoções, sua raiva, não exteriorizando o que anda por dentro dele. O outro põe tudo para fora, xinga, briga, destrata, ofende. Quem viverá mais? Sempre se achou que o explosivo tivesse mais chances do que o "engolidor de sapos". Pois parece ser o contrário. Um estudo comparando a evolução da aterosclerose nas artérias coronárias desses dois tipos de indivíduos demonstrou que no explosivo a doença progredia mais rapidamente.

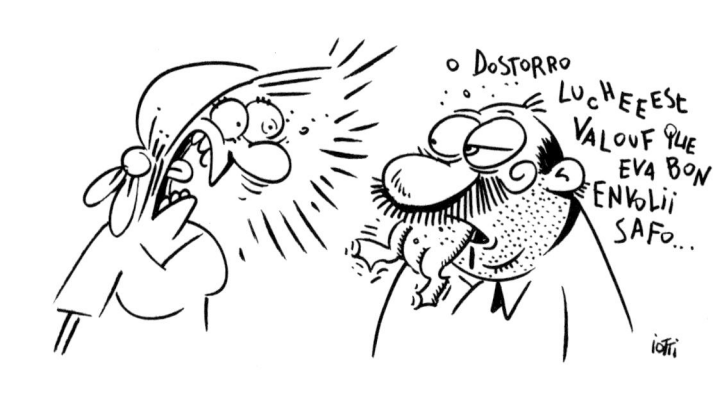

96. Minha barba está crescendo menos. Tenho deficiência de testosterona?

Se você fazia a barba todos os dias ou até duas vezes por dia e agora não precisa mais barbear-se tão freqüentemente, é provável que, sim, seu hormônio masculino, a testosterona, esteja em níveis baixos.

Fale com seu médico.

97. Sexo cura depressão?

Não, mas ajuda a combatê-la. O sêmen masculino contém uma série de substâncias antidepressivas e reguladoras do humor que podem ser absorvidas pela mucosa da vagina. Uma pesquisa mostrou que mulheres que praticam sexo sem camisinha têm menor incidência de depressão. Mas, para ter esse efeito, o sexo deve ser monogâmico e seguro. Praticantes de sexo de alto risco não tiveram incidência menor de depressão, mas por outros fatores de sua vida desregrada. Portanto, se o sexo não for seguro, não abandonem a camisinha!

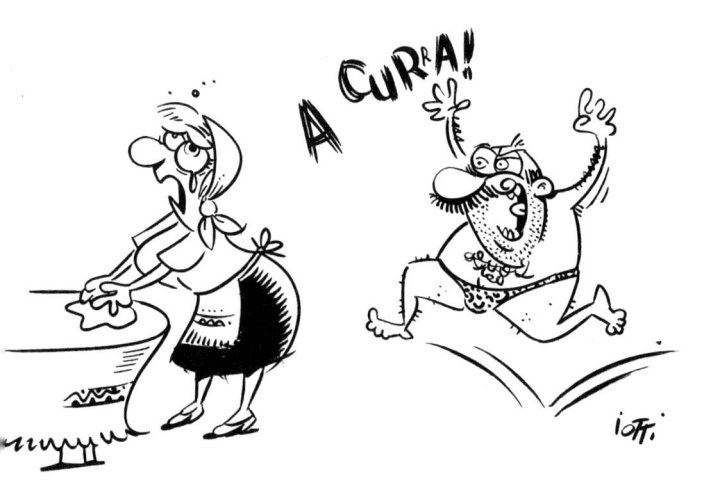

98. Pressão arterial até 140/90 é considerada normal, mas vive mais quem tem 110/70.

Correto! Pressões em torno ou menores que 110/70 foram medidas em populações de octogenários sadios. Há relatos de populações isoladas, em vários lugares do mundo, com longevidade surpreendente. O que elas têm em comum? Pressão baixa. Portanto, quanto mais baixa a pressão (mas dentro dos limites fisiológicos do organismo), mais longa será a vida.

99. Há cânceres 100% curáveis e outros 100% letais?

A primeira parte está correta: há cânceres 100% curáveis (por exemplo, alguns cânceres de pele). Mas não há cânceres 100% letais. O tumor de pâncreas é dos que apresentam uma das maiores mortalidades. Ainda assim, há casos de cura, alguns não bem explicados. Porém, a melhor conduta em relação ao câncer é sempre a prevenção.

100. Câncer é contagioso?

É outra meia-verdade. Há cânceres transmitidos por vírus, como é o caso do HPV (*human papillomavirus*), que causa câncer do colo uterino, e do vírus da Hepatite C, que causa câncer hepático. Esses vírus são altamente contagiosos e podem ser transmitidos de uma pessoa a outra através do sangue ou do contato sexual.

101. Existe câncer no coração?

O coração pode desenvolver em seu interior ou em suas paredes um tumor benigno chamado "mixoma" que, com o crescimento, pode obstruir o fluxo de sangue, causando "apagões" súbitos. Uma cirurgia intracardíaca é necessária para estirpá-lo. Esse tumor é mais freqüente do que se imagina e é facilmente detectável com uma ecocardiografia. Sua cirurgia é simples e definitiva. E com risco baixo.

Há também tumores malignos no coração, felizmente muito raros, que acometem o músculo cardíaco, com alto índice de mortalidade. São os "rabdomiossarcomas".

Em fase final, muitos tumores de outros órgãos podem atingir o coração. Portanto, ele não está tão invulnerável quanto imaginamos.

102. Os deficientes visuais são completamente cegos?

Nem todos. Há estatísticas que chegam a afirmar que 90% dos deficientes podem distinguir sombras, vultos ou até identificar pessoas. Depende do tipo de lesão ocular.

103. O que é "sofrer dos nervos"?

"Sofrer dos nervos" é uma expressão usada para caracterizar alguma doença psíquica. No entanto, não existe relação direta entre os nervos e as doenças psíquicas. As doenças do sistema nervoso incluem as que afetam o cérebro e os nervos periféricos. Todas se constituem em lesões ao tecido cerebral ou aos nervos periféricos que produzem paralisias, perda de sensibilidade e de habilidades como a fala, a visão etc. "Sofrer dos nervos" é, por exemplo, estar paralisado em uma cadeira de rodas. Bem diferente do que popularmente chamamos de "sofrer dos nervos": apresentar depressão, neurose ou até psicose.

O que surpreende é a facilidade como são rotuladas certas pessoas como "nervosas", e com isso desculpamos todas as suas oscilações de comportamento. Um bom número de brasileiros procura a Previdência Social em busca de licença de trabalho ou aposentadoria precoce afirmando "sofrer dos nervos". Alguns, no entanto, realmente são pacientes psiquiátricos...

104. Melancia com uva ou com leite, dor de barriga na certa?

Mais um mito popular que não pode ser explicado adequadamente.

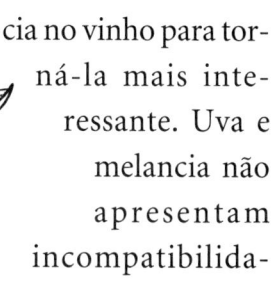

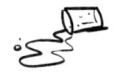

Lembro-me de meu avô molhando a melancia no vinho para torná-la mais interessante. Uva e melancia não apresentam incompatibilidades químicas. Claro que depende da dose. Qualquer fruta ingerida em grande quantidade termina dando dor de barriga devido à grande fermentação que provoca. A associação de melancia com leite tem o mesmo resultado: nenhum. Mas há um dito popular que contraria: "melancia: de manhã é ouro, de tarde é prata, de noite mata". Felizmente não é verdade.

105. Comer bolo ou pão quente dá dor de barriga?

Hoje a nova moda dos restaurantes é aquecer o pão, liquidando, portanto, com este mito. Mas é compreensível a razão pela qual ele foi criado. Imaginem as crianças ao redor do bolo quente tentando consumi-lo com a maior brevidade, na urgência que é própria delas. A única saída que a mãe encontra é dizer que bolo quente dá dor de barriga.

106. Coceira em corte significa que está cicatrizando?

O processo de cicatrização sempre gera um certo prurido, talvez pela proliferação das células que estimulam o fechamento das feridas. Dependendo da região onde ocorreu o corte, a interrupção de pequenos nervos também provoca o prurido.

Em tempo: prurido é uma forma mais culta de dizer *coceira*.

107. Dor ou desconforto em local de cicatriz ou de fratura óssea antiga é sinal de chuva?

Por incrível que possa parecer, é verdade. Há pessoas que poderiam trabalhar para um Instituto Meteorológico, tal a precisão de suas previsões de chuva. Isso porque, em fraturas ou cortes mais profundos, são interrompidos alguns pequenos nervos que, ao cicatrizarem, formam na ponta um "neuroma", isto é, uma pequena esfera extremamente sensível a variações de temperatura e pressão atmosférica. A sensibilidade das cicatrizes se deve a esses neuromas e aumenta quando o tempo está para chuva, devido à elevação da pressão atmosférica.

108. Celulite resolve com massagem?

Em primeiro lugar, a celulite é uma exclusividade das mulheres. Os homens não têm. Aí já se pode imaginar que hormônios femininos (estrógeno, por exemplo) estão envolvidos em sua produção. E se há hormônios na parada, não vai ser uma massagem que vai resolver.

109. Comer manga e tomar leite mata?

Manga com leite mata tanto quanto café com leite. O problema é que esse mito está enraizado na cabeça das pessoas e é difícil negar. A maioria dos mitos começa com casos concretos que depois são engrossados pela ficção popular.

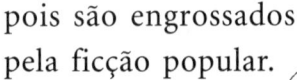

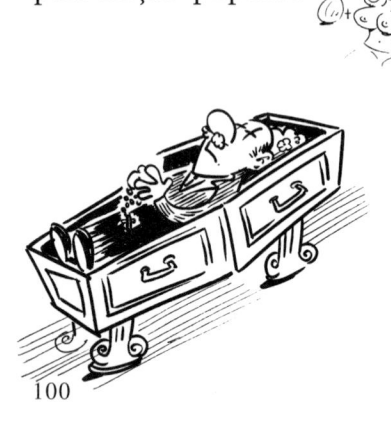

Quem conta um conto aumenta um ponto. E passam a ser a mais pura "verdade".

110. Cerveja preta aumenta o leite materno?

Não há nenhum estudo sobre cerveja preta em amamentação. Mas alguma lógica existe. A cerveja contém cevada, uma fonte de proteína, fibras e vitaminas. Além de água, é claro! Por isso, é possível que aumente a produção de leite.

111. Durante a menstruação as mulheres não podem lavar a cabeça ou tomar banho?

Sob a ameaça de fortes dores de cabeça, algumas mulheres evitam tomar banho ou lavar a cabeça durante a menstruação.

Não há nenhuma base científica para isso. O banho durante a menstruação é saudável como em todos os demais dias do mês. Até se compreende a possibilidade de ocorrerem cólicas menstruais se o banho for gelado. Mas um banho quente não faz mal a ninguém.

112. Dormir logo após o jantar é saudável?

Logo após qualquer refeição, o mais saudável é caminhar, movimentar-se, não permanecer sentado ou dormir. Ao dormir, desativamos parte de nosso metabolismo, e algumas funções podem ser necessárias para a digestão, que fica mais prolongada e mais difícil.

113. Assistir à TV ou cinema prejudica os olhos?

A diferença é que, na TV, os raios de luz vêm em direção a quem assiste, enquanto no cinema a projeção é feita na tela no mesmo plano do espectador. Muita discussão já houve sobre os danos provocados pelos raios catódicos (emitidos pela TV) nos olhos e no cérebro. Até o momento, no entanto, não há estudo que os confirme, caso contrário, a televisão já teria sido banida da vida de todos. Em vez disso, a evolução tecnológica leva a aparelhos cada vez mais sofisticados, com melhor imagem e sem emissão de raios, como é o caso dos televisores de plasma e cristal líquido.

A TV e o cinema só fazem mal à saúde mental quando ensinam agressão, maldade, desonestidade, falta de ética. Nesses casos, são indiscutivelmente perigosíssimos.

114. Deitar de cabelos molhados enfraquece a raiz deles?

O cabelo cai por inúmeras causas, mas não por ficar molhado muito tempo. Se isso fosse verdade, os freqüentadores assíduos de piscina seriam todos carecas. Mas ao dormir com os cabelos molhados, podemos achatá-los em sua origem, e eles secam em posição viciosa. Depois de secos, eles podem ficar mais frágeis naquela parte onde dobraram. Algumas quedas de cabelo podem ser explicadas dessa forma.

115. Ler em automóvel em movimento causa tontura?

Isto é verdade para algumas pessoas que sofrem de "cinetose", uma situação parecida com a labirintite. São os que enjoam em viagens mesmo sem ler. Se estiverem lendo, o efeito é mais rápido: tontura, náusea, enjôo e até vômitos. A cinetose não ocorre apenas dentro de automóveis, mas também em navios e aviões. Trata-se de uma informação discrepante enviada ao cérebro sobre a posição do corpo. O balanço natural desses veículos causa uma verdadeira confusão no cérebro, que responde com náusea, enjôo e mal-estar. Há medicamentos, chamados anticinéticos, que podem ajudar, mas devem ser tomados preventivamente uma hora antes da viagem. Situar-se no centro do carro, do avião e do navio reduz a cinetose.

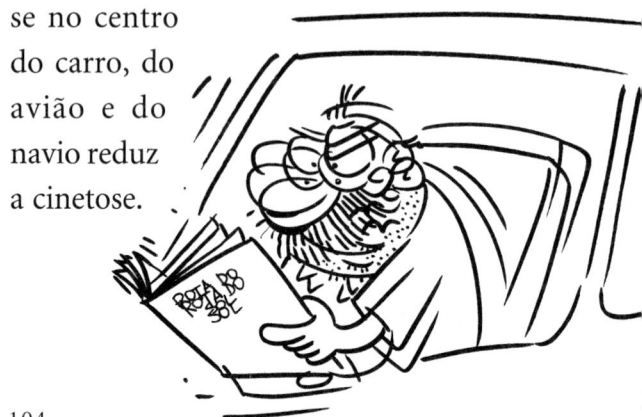

116. Ler após as refeições causa indigestão?

Não é bem assim. Apesar de, após as refeições, o aparelho digestivo receber as maiores atenções do organismo, o hábito de ler não atrairá para o cérebro uma quantidade de sangue que chegue a provocar indigestão. Entretanto, há indivíduos mais suscetíveis que talvez não se sintam bem ao fazê-lo, e por isso devem respeitar seus limites, evitando qualquer tarefa mais intensa após as refeições.

117. O hábito da sesta é saudável?

Existe pelo menos um estudo demonstrando que os indivíduos que têm o hábito da sesta após o almoço são mais saudáveis. Claro que quem ainda tem tempo para sestear tem que ser mais saudável. O mérito da sesta está em interromper um pouco as atividades, aliviando as tensões temporariamente. Nosso organismo adapta-se melhor às variações do estresse se quebrarmos o ritmo deste. Para isso, a sesta ajuda.

Agora, não esqueça: quem come moderadamente *merece* uma sesta. Quem come muito *precisa* dela.

118. Mulher menstruada não pode fazer bolo, maionese ou merengue porque desanda?

A menstruação pode ser desculpa para muita coisa, menos para explicar as inabilidades culinárias. Bolo, maionese e merengue só desandam quando mal feitos.

119. Leite quente trinca os dentes?

É preciso mais do que leite quente para trincar nossos dentes. Com porcelana isso pode acontecer, mas nossos dentes não são de porcelana. No entanto, calor demais não é aconselhável porque pode provocar alterações cancerígenas na mucosa da boca e do estômago. É o caso dos tomadores de chimarrão muito quente, que apresentam câncer de lábio, boca e esôfago com maior freqüência. Sensibilidade nos dentes ao calor ou frio indica a existência de um problema a ser corrigido. Fale com o seu dentista.

120. Mulher que lava a cabeça após o parto pode enlouquecer?

Esta é terrível, mas muito ouvida pelos obstetras. A explicação popular é que, nessas condições, com o banho o fluxo sangüíneo se altera na cabeça. Obviamente, não existe nenhuma justificativa para isso. É totalmente irreal. Ou seja, é um mito. A única verdade é que mulher que não toma banho após o parto pode perder o marido...

121. Cura-se terçol colocando-se sobre ele uma aliança de ouro aquecida?

Terçol é a inflamação de glândulas do interior da pálpebra que ficam em contato contínuo com a córnea. Essas glândulas são as glândulas sebáceas, que produzem gorduras que se misturam à lágrima, impedindo que ela evapore muito depressa. O terçol inicia com a sensação de areia nos olhos, que depois se expande com inflamação da conjuntiva, e o olho fica vermelho e inchado. Colocando ou não aliança de ouro aquecida, a inflamação é superada em três ou quatro dias. Outra prática comum é olhar para o sol com o olho doente e dizer três vezes: "Terçol, volta para o sol".

Nenhuma dessas práticas é recomendada pelos médicos, mas ambas têm o calor como base do tratamento. O ideal para tratar um terçol é o uso de compressas úmidas e mornas durante dez minutos, quatro vezes por dia. Além de pomadas oftálmicas receitadas por um oftalmologista.

122. Carecas não devem lavar a cabeça com freqüência porque perdem o resto dos cabelos?

Nada a ver. O folículo piloso que gera o cabelo está situado profundamente no couro cabeludo e não é atingido pela água. Lavar os cabelos não piora a calvície, pois esta tem outras causas. Uma delas é a seborréia, que, ao contrário, melhora quanto mais se lava a cabeça. As pessoas acham que a calvície começa em cima da cabeça porque é justamente onde cai a água do chuveiro. Mas as laterais também molham e nesses locais a perda dos cabelos é mais lenta. Portanto, o problema não tem nada a ver com a água.

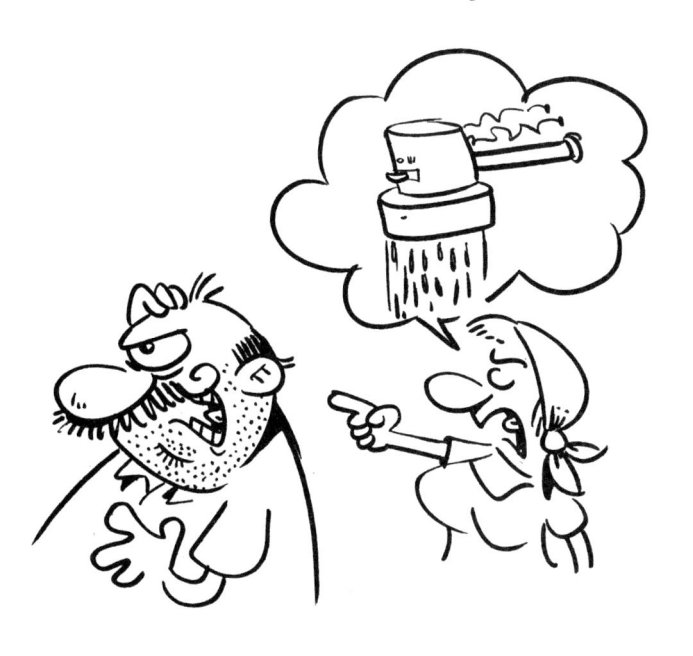

123. Sou careca por ter muito hormônio masculino?

Não é verdade. A calvície apresenta uma propensão genética importante. Mas o que a determina é a maior ou menor ação de uma enzima chamada redutase, que transforma os hormônios masculinos. Portanto, mais, ou menos, testosterona não influi em sua calvície. Mas mais, ou menos, ação da redutase, sim. Há outras causas para a calvície. Um dermatologista ou cirurgião plástico podem ajudá-lo. Atualmente, o implante de cabelos se tornou a cirurgia plástica mais procurada pelos homens.

124. Cobreiro é perigoso quando a cobra morde o rabo.

O cobreiro também é conhecido como herpes-zóster. Causado pelo vírus varicela-zóster, atinge com freqüência a pele do tronco, ao longo de nervos, causando a formação de pequenas bolhas. É muito doloroso justamente por sua relação direta com os nervos. Como é doença viral, é também autolimitada, pois forma anticorpos que fazem encerrar o ciclo da doença.

A expressão "quando a cobra morde o rabo" significa a disseminação do herpes, que termina atingindo todo o tórax, como se desse a volta nele.

Claro que é uma situação perigosa, pois significa que o indivíduo é portador de uma deficiência de imunidade (AIDS, por exemplo), pois não consegue vencer a doença com os anticorpos que ela mesma produz.

125. Sentar em pedra fria causa cistite?

Cistite é uma infecção que envolve a bexiga e as vias urinárias. É muito comum em mulheres pelo fato de que sua uretra é curta, ou seja, a distância entre a bexiga e o exterior é muito pequena, facilitando o acesso de germes. Mulheres de todas as idades são sujeitas a infecções de repetição, o que é motivo de muito incômodo. O frio pode gerar contraturas da musculatura externa e do útero, causando cólicas. A cistite tem, necessariamente, a presença de germes, com ou sem frio. Portanto, sentar em pedra fria pode ser coincidência, mas não é fator desencadeante.

126. Sentar em cadeira ainda aquecida por outra pessoa pode transmitir doenças?

De modo algum. Não há transmissão de doenças simplesmente pelo calor da cadeira. Doenças são transmitidas por contato sexual (DSTs – Doenças Sexualmente Transmissíveis), por contato de pele (dermatites por fungos ou bactérias) etc. Mas nunca através de roupas e cadeiras.

127. Sair de um ambiente quente para um frio causa paralisia facial?

Primeiro deve existir uma predisposição pessoal, caso contrário, todos nós já teríamos tido paralisia facial. Porém, algumas pessoas realmente ficam com meia face paralisada por ação do frio sobre o nervo facial que comanda a musculatura do rosto. Isso se chama "paralisia *a frigore*" e ela costuma ser passageira, apesar de que algumas pessoas permanecem com algum grau de paralisia pelo resto da vida. A paralisia pode afetar até o olho do mesmo lado e entortar a boca, imitando um derrame cerebral. Mas ainda assim é benigna, porque não afeta o cérebro, somente o nervo facial, e geralmente de um lado apenas.

128. Choque eletrostático ao encostar em metais causa problemas ao organismo?

Quem já não se assustou ao encostar na maçaneta de uma porta, ou abrir a porta de um carro, e levar um pequeno choque? É a eletrostática. Objetos metálicos, bons condutores de eletricidade e isolados da terra, acumulam cargas elétricas que passam para nosso corpo quando os tocamos. Essa atividade eletrostática é de baixíssima intensidade e causa somente um susto. Absolutamente, não interfere em nosso organismo. A não ser que o susto seja tão grande que nos provoque um movimento brusco, desequilíbrio, queda ao solo e fratura de um braço, por exemplo. Mas isso já é azar demais...

129. Tomar bebida quente em ambiente frio com vento encanado pode fazer mal?

Pois é justamente o contrário. Todos sabemos o efeito confortável de um chocolate quente quando está muito frio. Ativa nosso metabolismo e nos aquece.

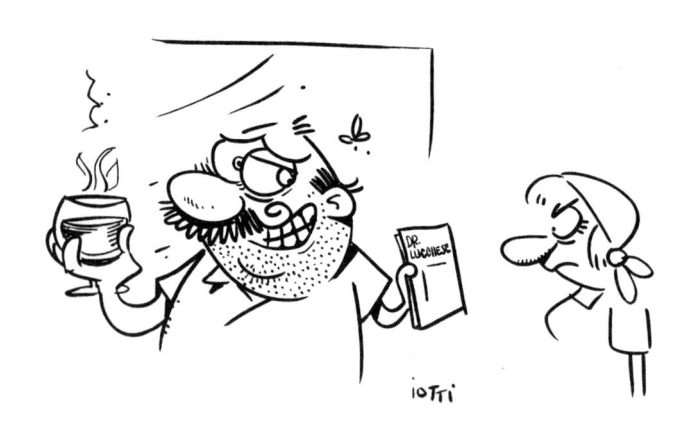

130. Passar embaixo de escada prejudica o crescimento das crianças?

Este é um mito gerado pelas mães, para evitar que as crianças brinquem perto de escadas. Escadas costumam ser perigosas e causam grande número de acidentes domésticos. Mas não interferem no crescimento. Tem a mesma explicação o mito de que, se alguém pular por cima da criança, ela não crescerá. Esse é um brinquedo perigoso, e as mães zelosas encontraram uma maneira de evitá-lo.

131. Pés descalços em laje fria causam cólicas de útero?

Durante o período menstrual, as mulheres são mais suscetíveis a cólicas, e algumas descrevem sua relação com o frio. Não estão enganadas: o frio realmente pode ser desencadeante de cólicas de todo tipo.

Mas o que são cólicas? São contrações dolorosas da musculatura existente em nossos órgãos internos, sobre os quais não temos comando. Não podemos, por nossa vontade, acelerar ou desacelerar o movimento de nossos intestinos, por exemplo. Mas o frio ou a infecção intestinal provocam uma contração dolorosa do intestino, à qual chamamos cólica.

132. Café faz bem para o cérebro?

Parece que sim. A cafeína estimula o cérebro quando usada em doses moderadas. Por exemplo, uma xícara grande de café por dia, segundo estudos recentes, diminui o risco de Doença de Parkinson em 40% e de Alzheimer em 20%.

Parece que a cafeína atua favoravelmente sobre os neurotransmissores. Mas ainda há muito a ser descoberto sobre isso.

133. *Ginkgo biloba* faz milagres no cérebro?

Parece que não é bem assim. Estudos recentes mostram que a *Ginkgo biloba*, ao contrário do que os chineses acreditam há mais de dois mil anos, não melhora a função cerebral. Ainda a utilizamos para combater labirintites e vertigens, e para isso ela parece que funciona.

134. Ler em ônibus ou automóvel pode causar descolamento de retina?

Se as estradas estiverem em péssimo estado, o máximo que pode ocorrer é torcicolo, dores na coluna ou tonturas e náuseas. Nossos olhos são bem protegidos. Mas, se ocorrer um acidente ou trauma na sua cabeça, a coisa pode ser diferente. O que definitivamente não aconselho é ler dirigindo automóveis, ônibus ou assemelhados...

135. Fazer a barba após as refeições causa congestão?

A resposta não é diferente de tomar banho após as refeições. Não há problema algum em barbear-se após uma refeição normal.

136. Fazer sexo depois do almoço pode ser perigoso?

Enquanto fazemos a digestão, o fluxo de sangue preferencial vai para o aparelho digestivo e para a manutenção dos órgãos vitais. Fazer sexo logo após uma refeição farta não é boa idéia, pois redireciona o fluxo sangüíneo para outros órgãos também importantes, mas não vitais. Pode ocorrer indisposição, baixa da pressão arterial e redução do ritmo da digestão. O melhor é não abusar. Há hora para tudo.

137. Os cabelos crescem mais e ficam mais fortes se a cabeça for raspada?

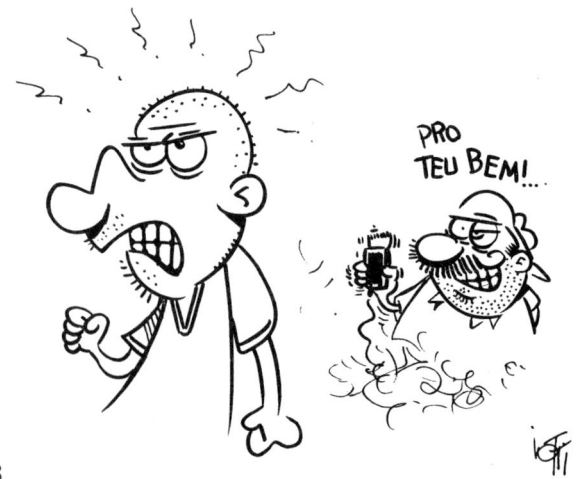

Muita gente gostaria que isso fosse verdade. Mas não é. O que fortalece o cabelo é o folículo piloso. O número de folículos de cabelo e sua eficiência em produzir cabelos fortes não muda raspando a cabeça. Da mesma forma, o novo cabelo produzido não muda sua consistência ou durabilidade.

138. Mãe amamentando não deve comer laranja ou bergamota porque provoca dor de barriga e diarréia no bebê?

Não é verdade. Porém, mães amamentando devem seguir algumas regras. A primeira e mais importante é usar uma dieta balanceada sem condimentos tipo alho e pimenta ou substâncias que contenham cafeína, como refrigerantes tipo cola e café. Também devem ser evitados chocolate e chimarrão. Outra regra é a restrição ao excesso de leite de vaca, pois este contém macromoléculas que, quando absorvidas pela mãe, passam para o leite materno, causando intolerância ou alergia alimentar no recém-nascido. Terceira regra: não ingerir bebidas alcoólicas durante o período de amamentação. Mas laranja e bergamota não estão incluídas nas restrições de quem amamenta.

139. Mulheres que freqüentam os mesmos ambientes (trabalho, por exemplo) têm o ciclo menstrual ao mesmo tempo?

Por mais que investigasse, não encontrei nenhum motivo para isso. Mas há mulheres que pensam que é verdade, exemplificando em seu emprego a coincidência de datas para as menstruações de suas colegas de trabalho. Não sei, não...

140. Sentar em pedra fria, passar frio ou tomar banho em piscina gelada durante a menstruação provoca cólica?

Correto. As mulheres se queixam freqüentemente desse problema. Isso ocorre por contratura dolorosa da musculatura uterina provocada pelo frio. Uma bolsa de água quente é um grande remédio em tal situação. Além de antiespasmódicos, é claro.

141. Rodelas de batata nas têmporas e na testa curam enxaqueca?

Não sei se atenuam dores de cabeça, mas causam uma sensação de frescor nas têmporas, que também pode ser obtida com compressas frias.

Não acredito que uma enxaqueca real melhore sem medicamentos. Mas a prevenção ainda é o melhor remédio. Procure descobrir as causas possíveis para sua enxaqueca: algum alimento, estresse etc.

142. Pancada causa "galo" na cabeça. Faca fria sobre o galo faz ele parar de crescer?

O "galo" é um edema ou hematoma localizado no local da pancada. O edema ocorre nos tecidos moles próximos ao osso do crânio. O hematoma é a infiltração de sangue entre as camadas dos tecidos. Usar faca fria é pouco para ajudar. O melhor é uma bolsa de gelo de imediato. Isso inibe o aumento do hematoma, pois causa vasoconstrição no local.

143. Podemos tomar bebidas alcoólicas quando estamos fazendo uso de antibióticos?

Não é aconselhável. O álcool muda as condições de absorção dos antibióticos e o tratamento pode passar a ser ineficiente. Segundo alguns estudos, o álcool deve ser evitado durante o uso da maioria dos medicamentos.

144. Podemos tomar bebidas alcoólicas simultaneamente ao uso de "calmantes"?

Duas horas antes e até quatro horas depois de ingerir qualquer medicamento, não devemos tomar bebidas alcoólicas.

Mas com "calmantes" (sedativos, hipnóticos, psicotrópicos etc.) esses cuidados devem ser redobrados, porque pode haver potencialização do efeito, com profunda prostração e sonolência, ou reações adversas como hiperexcitabilidade. Alguns dos vexames que ouvimos falar, causados por passageiros de avião medrosos, ocorreram por associação de algum sedativo com uma dose de bebida, usados para aumentar a coragem.

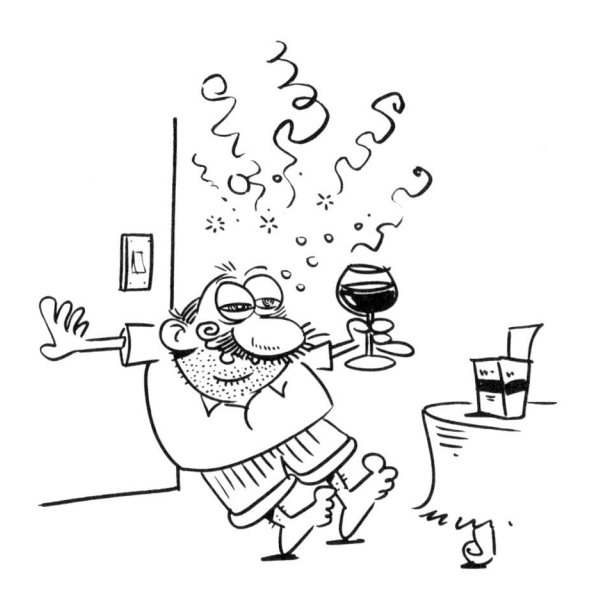

145. Chapas de raio X podem causar problemas devido à irradiação?

De forma alguma. A radiação é muito fugaz, não permanece nas chapas, desaparecendo logo após a imagem ser impressa no filme.

146. Comer frutas com semente causa apendicite?

Certas sementes, como as de laranja e melancia, principalmente, não são destruídas pelo aparelho digestivo e passam intactas. Alguns casos de apendicite podem ser causados pela presença de uma semente no apêndice, causando inflamação e infecção. Mas isso não é comum. Claro que, quanto mais sementes você ingerir, maiores serão as chances de isso acontecer.

147. Saco com farinha de mandioca aquecida sobre a barriga cura dor de cólica menstrual?

Bolsa de água quente causa efeito semelhante. O aquecimento do abdômen relaxa a musculatura uterina e reduz a cólica. Mas há tratamentos medicamentosos muito mais eficientes. Fale com seu médico.

148. Aquecer o ambiente com ar-condicionado é pior para a saúde do que usar radiador?

A umidade relativa do ar em residências não depende de como o ar foi aquecido, mas da quantidade de vapor d'água no ambiente e da temperatura atingida. Portanto, é falso o raciocínio de que aquecedores com radiadores são melhores do que aparelhos de ar-condicionado. O único inconveniente do ar-condicionado está no filtro, que pode ficar contaminado com ácaros e poeira e, assim, provocar alergias.

149. Homens que fizeram vasectomia ou mulheres que ligaram as trompas têm menor risco de doenças sexualmente transmissíveis (DSTs)?

Não há relação alguma entre ligadura de trompas ou vasectomia com incidência de DSTs. O mecanismo de contaminação, que é o contato sexual, permanece inalterado nessas situações.

150. A saliva do epilético em crise pode causar doença em quem o socorre?

Definitivamente, não. Os epiléticos apresentam convulsões por descargas elétricas cerebrais que lhes tiram a consciência. Os cuidados durante as crises devem ser com sua proteção física, para que não se machuquem. Normalmente, as crises são precedidas por um aviso chamado "aura", constituído de cheiros e cores bem característicos. Portanto, o epilético geralmente está prevenido e se deita em posição confortável onde estiver. O problema é a mordida involuntária na língua durante as convulsões e a aspiração de saliva. Mas isso pode ser prevenido colocando-se um lenço entre os dentes e voltando a cabeça para o lado. Não é preciso ter medo da "baba" do epilético. Ela é absolutamente inofensiva e igual à sua.

151. Caspa é contagiosa?

Caspa não é contagiosa, porém, não usar o pente dos outros é uma regra. Isso porque no pente se prendem inúmeras impurezas que nossos cabelos captam continuamente. A caspa é normalmente provocada por descamação do couro cabeludo, envolvendo um fungo que também pode se estender para o pescoço, causando manchas irregulares de cor marrom. É a *ptiríase versicolor*, que afeta alguns tipos de pele e depende da imunidade do indivíduo. Ela não é contagiosa e deve ser tratada com sabonetes antissépticos.

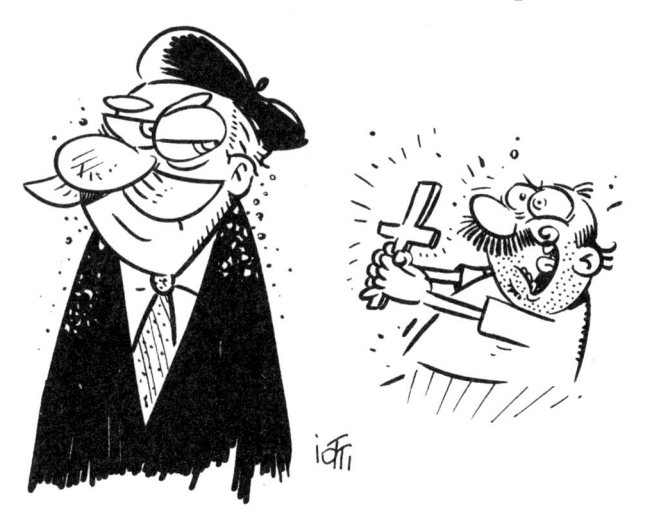

152. Comer fruta verde causa dor de barriga?

Algumas frutas são extremamente ácidas quando ainda verdes e terminam provocando dores estomacais por ação da acidez sobre a mucosa do estômago. Por isso, não é recomendável comer frutas verdes.

153. Mel é bom para diabéticos?

Muita gente pensa que o mel é bom para qualquer pessoa, por se tratar de um produto natural. Mas não é bem assim. Mel ou geléia real têm alto conteúdo de glicose e outros carboidratos que elevam no sangue a glicose em não-diabéticos. Imaginem isso em diabéticos!

154. Passar embaixo de aroeira sem cumprimentar é alergia na certa?

As alergias são manifestações muito pessoais. Cada pessoa tem suas características de imunidade e alergia. Alguns não podem comer frutos do mar, outros comem frutos do mar com voracidade e sem problema algum. A aroeira é uma árvore que provoca alergia em algumas pessoas (não muitas). Por isso, ao passar embaixo dela, o cumprimento de "bom dia" se for à tarde e "boa tarde" se for de manhã é simplesmente uma brincadeira. Os alérgicos terão a erupção na pele em contato com as folhas ou o pólen da árvore. Os não-alérgicos não terão. Também existe a sazonalidade dessa alergia. Ou seja, durante a primavera, quando o pólen se espalha no ar, a incidência de alergias é maior.

155. Frieira nos pés, urina nela!

Esta também é complicada. Imagine você ter "pé de atleta" (também chamado frieira), que é um fungo que se localiza entre os dedos dos pés, não tratar com antifúngico e, em vez disso, urinar no pé durante o banho... Isso é demais! Não tem nenhum suporte científico. Mas tudo é possível depois que inventaram a alternativa da urinoterapia, afirmando que tomar a própria urina diariamente reduz a incidência de doenças...

Você só deve tomar a própria urina se estiver perdido em um deserto há muitos dias e sem água. Aí, sim, sua urina poderá salvá-lo.

156. O que há de mito ou verdade sobre o chimarrão?

O consumo de chimarrão, hábito gaúcho comum para os habitantes dos pampas argentinos, uruguaios e paraguaios, tem alguns riscos e muitas vantagens. Meu amigo Alexandre Garcia, ilustre jornalista gaúcho, perguntou-me com muita curiosidade a respeito do chimarrão. O risco principal que ele apresenta é o câncer de lábios, boca e esôfago, mas pela temperatura alta da bebida. Felizmente, hoje já não se toma chimarrão com a água fervendo. Há até uma brincadeira do passado que dizia: "Se, ao absorvermos o primeiro gole, borrifarmos o cusco (cão) e ele sair ganindo, a água do chimarrão está no ponto".

Outro problema do chimarrão é a higiene. Ao passar de mão em mão, não é improvável que vírus e bactérias sejam transmitidos. A única proteção é a temperatura, que aqui passa a ser um benefício. Quanto mais quente a bomba, menor a transmissão de germes de boca em boca. Uma curiosidade: a ofensa maior do dono da casa é correr água fervendo com o bico da chaleira no bocal da bomba, numa intenção evidente de pretender limpá-lo. Muita guerra já começou por esse simples gesto. Porém, seria sem dúvida um hábito saudável.

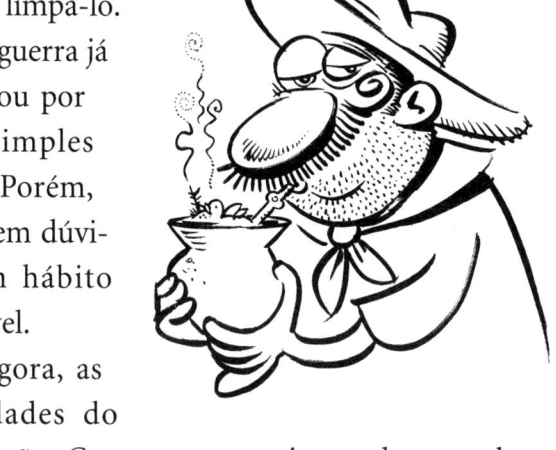

Agora, as qualidades do chimarrão. Começam a surgir estudos correlacionando-o com longevidade e saúde. Aparentemente, como o chá verde, o chimarrão contém flavonóides de boa qualidade, responsáveis por baixar o colesterol total e aumentar o bom colesterol (HDL). Portanto, Alexandre, você e eu provavelmente tenhamos perdido tempo não nos habituando ao chimarrão diário.

157. Borra de café estanca hemorragia?

Este é um hábito antigo entre homens do campo. Em ferimentos que sangram, usam borra de café recém-passado para estancar a hemorragia. Pode até haver um fundo de verdade nisso. Existem vários produtos coagulantes na natureza e a borra de café pode ser um deles. No entanto, se a hemorragia é vencida, o risco de infecção passa a ser o problema. Nas hemorragias mais graves, devem ser utilizadas alternativas mais seguras, como o garroteamento do membro afetado seguido do recurso mais importante: correr para a emergência mais próxima. Sangramentos na cabeça e no tronco não podem ser garroteados e devem ser comprimidos com dois dedos ou com o punho fechado. Se não pararem, é sempre uma má notícia. Comprima como puder e voe para o hospital.

158. Açúcar cura infecções de pele?

O açúcar já foi muito usado em curativos de úlceras infecciosas de pele ou em incisões que se abrem após a cirurgia. Ele cria um ambiente altamente concentrado (chamado hipertônico) no qual os germes não sobrevivem. Limpa a ferida e facilita a cicatrização. O problema é que o açúcar atrai formigas... E, eu não sei como, elas conseguem entrar lá.

Hoje, curativos bactericidas mais sofisticados substituem o açúcar, que foi quase totalmente abandonado.

159. O que é congestão?

Quem já não ouviu: "Tive uma congestão depois de comer uma feijoada", "Aquele peixe devia estar estragado, pois tive uma congestão"? Outro termo muito usado: "Estou empachado". Talvez se origine de *paxá*, uma figura indiana que é representada geralmente com uma faixa na cintura. Daí que estarmos "empachados" parece significar que temos uma faixa apertada na cintura. Mas isso é especulação minha...

Uma congestão é o conjunto de sintomas digestivos que se seguem a uma refeição muito copiosa ou com algum ingrediente tóxico ou infeccioso. As principais manifestações costumam ser: náuseas, vômitos, dor abdominal em cólicas, mal-estar, diarréia etc.

As congestões não ocorrem exclusivamente devido a uma infecção transmitida por um alimento. Ingredientes tóxicos ou até temperos com os quais nosso corpo não esteja habituado podem gerar os mesmos sintomas.

Comer em excesso também, o que só é aliviado com o vômito.

Em tempo: melancia com uva ou vinho não provoca congestão. Mas comer uma melancia inteira pode ser a causa de uma grande congestão...

160. Hepatite contagia através dos alimentos ou do beijo?

Há vários tipos de hepatites, sendo as mais conhecidas e mais freqüentes as dos tipos A, B e C. A hepatite do tipo A é transmitida pela alimentação contaminada pelo respectivo vírus. Com a melhora dos cuidados na preparação dos alimentos, houve uma redução drástica desse tipo de hepatite, que costuma ser mais benigno. Há regiões do mundo, como a Índia, onde a hepatite do tipo A é endêmica, ou seja, contamina milhares de pessoas.

As dos tipos B e C são transmitidas por via venosa, através de injeções, ou por via sexual, pelo contato do sangue de dois parceiros. É preciso haver lesões sangrantes nos genitais para transmitir o vírus. O beijo normalmente não transmite nenhum tipo de hepatite.

Já existem vacinas para tratar a hepatite B. Mas a C ainda é um sério problema, pois, além de não existir prevenção por meio de vacinas, ela pode terminar em um tumor hepático e até em um transplante de fígado.

161. O coração não sente dor?

Este é um tema antigo, mas muito relevante. Realmente, o coração não tem inervação para a dor como a pele e outros órgãos. Não dói ao ser cortado, tocado ou perfurado. Ele só dói em duas situações:

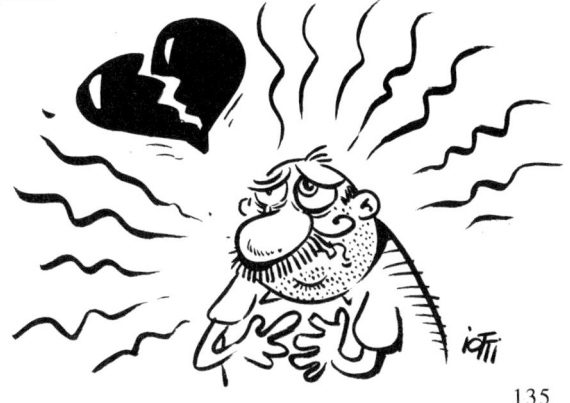

1 – Quando há obstrução de uma artéria coronária que leva sangue oxigenado ao músculo cardíaco, o coração berra por falta de combustível: é a angina ou o infarto. A dor é intensa no centro do peito, em pressão ou ardência, às vezes indo para o pescoço e a mandíbula e para o braço esquerdo.

2 – Mas há outra situação: corações partidos pelo amor não correspondido, ou pelas perdas e rupturas que só o amor pode provocar, apresentam profunda dor. Dor de amor é, tradicionalmente, relacionada ao coração; mas não é verdade, é muito pior. Dor de amor é como dor de dente na alma.

162. Por que a pálpebra treme?

Talvez alguns dos músculos mais ativos do corpo humano sejam os que se situam ao redor dos olhos. Eles estão continuamente em movimento, ajustando a visão, protegendo os olhos da claridade. Até dormindo trabalham, ocasionando movimentos espontâneos dos olhos.

Mas eles também necessitam repousar. Quando cansados, apresentam contraturas rápidas, que se manifestam através de tremores das pálpebras. Problemas de visão que forçam os olhos aumentam os tremores. Situações de estresse também provocam tremores que podem se transformar em cacoetes. Fale com seu oftalmologista.

163. Uso de sandálias aumenta a possibilidade de infecção nos pés?

Não é verdade. É lógico que, quanto mais expostos ao solo, maiores as chances de infecção nos pés. Por isso, não é saudável andar descalço. Proteger a sola dos pés é importante. As sandálias exercem essa tarefa e são suficientemente arejadas para impedir o suor, este sim um gerador de fungos. É preciso cuidado, sim, com a umidade provocada por sapatos fechados, que pode gerar o "pé de atleta", um fungo por demais conhecido, que causa lesão da pele entre os dedos. Não secar bem os pés e depois usar meias sintéticas que não permitem a ventilação e sapatos fechados pode ser muito pior do que usar sandália.

164. Ato sexual sem penetração engravida?

Dificilmente. Se com a penetração já é longo o caminho a ser percorrido pelos espermatozóides, maior ainda se torna o trajeto se eles são depositados em ambiente externo à vagina; assim, mais difícil é a possibilidade de fertilização.

165. Banheiros imundos de estrada contaminam?

Qualquer imundície é sempre contaminada por bactérias. Se você estiver "apertado" e não tiver outra alternativa, faça um exercício de ginástica e não encoste em nada.

166. O sol envelhece a pele?

Sim. Tomar sol em excesso envelhece a pele precocemente. Na medida certa, porém, é saudável, ainda mais se respeitarmos o período das 11:00 às 15:00, quando os raios ultravioleta são mais intensos. Além disso, sol em excesso pode provocar câncer de pele, um dos tumores mais freqüentes em nossos dias. Quem tem pele clara que se cuide, e quem tem pele escura agradeça a Deus.

167. A RAÇA NEGRA NÃO TEM TUMOR DE PELE?

Não é bem assim. A incidência de tumores em peles negras é significativamente menor do que nas brancas, porém elas também são suscetíveis. A presença de maior quantidade de melanina (pigmento que dá a cor à pele) protege a pele dos raios ultravioleta, mas não vacina contra o tumor. O melanoma, um tumor dependente da melanina, ocorre nos indivíduos da raça negra na planta dos pés e na palma das mãos, onde a melanina é mais escassa. Portanto, eles também devem se cuidar com o sol.

168. Sapato de bico fino causa joanetes?

São conhecidos os hábitos de alguns países orientais de deformar os pés das mulheres desde crianças com objetivo de torná-los menores. O corpo humano adapta-se a tudo. Mulheres que usam, continuamente, sapatos de salto alto e bico fino terminam alterando a anatomia dos pés. E podem desenvolver joanetes. O limite da vaidade é a fronteira da saúde e vice-versa. Quando uma invade a outra, os problemas começam. Pelo atrito e pelo traumatismo contínuo, os sapatos de bico fino também podem gerar fungos nas unhas dos pés.

169. Sexo oral dá sapinho?

A contaminação por fungos como Cândida e Monília ocorre tanto nas mucosas da boca quanto nos genitais. O pré-requisito para o crescimento de fungos é a umidade. Não se secar direito após o banho, por exemplo. O sexo oral pode transmitir para a boca fungos da região genital. Importante: qualquer um de nós, homens e mulheres, pode ser portador sadio de fungos genitais, mesmo sem sintomas. Por isso, é importante fazer uma revisão periódica.

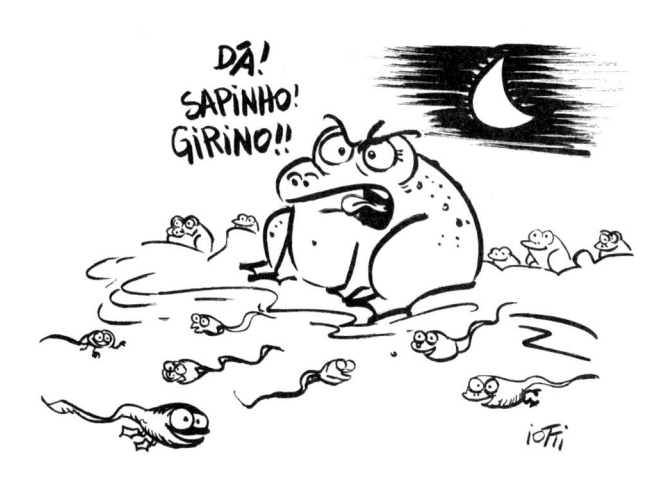

170. Cortar o cabelo em certas datas do mês lunar aumenta o crescimento do mesmo?

Os agricultores conhecem bem a relação da lua com o plantio e a colheita. Da mesma forma, os pescadores conhecem os mares através da análise da lua. Agora, os barbeiros parecem fazer o mesmo em relação aos cortes de cabelo. Infelizmente, não existe nenhuma evidência científica que comprove essa teoria. Apesar de muita gente acreditar que funciona.

171. A tosse geralmente é causada por secreção que vem de dentro do pulmão?

Errado. Geralmente, a tosse é causada por secreção que drena dos seios da face e desce pela garganta, provocando irritação. É por isso que, após aquela gripe forte do inverno, você ficou com uma tosse seca que tanto lhe incomoda. Seu médico provavelmente o tratará para sinusite com antibióticos. E sua tosse desaparecerá.

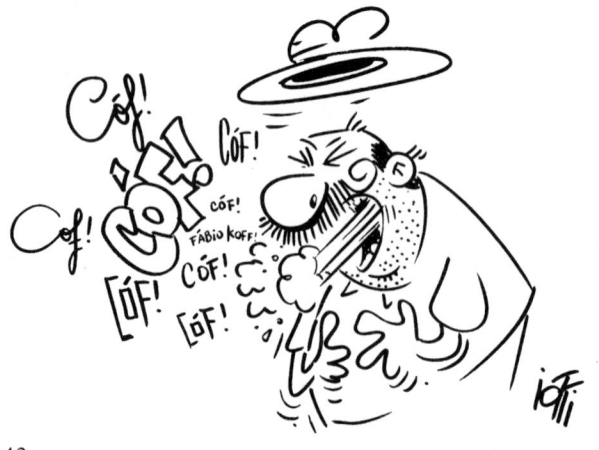

172. Alho e cebola afugentam os bebês?

Mães em amamentação, se comerem alho e cebola, terão um cheiro na pele que poderá causar rejeição pelo bebê na próxima mamada. Ao tomar o mamilo, o bebê sente o odor diferente da pele e pode rejeitá-lo. Mas nem sempre é assim. Existem bebês aficionados aos temperos fortes desde o nascimento...

Sobre o autor

Nascido em Farroupilha, RS, em 1947, dr. Fernando Lucchese preparou-se desde cedo para a carreira diplomática, dedicando-se ao aprendizado de cinco idiomas, estimulado pela forte influência que exerceu sobre ele sua passagem pelo seminário na adolescência.

Sua carreira diplomática foi abandonada instantaneamente quando, no cursinho pré-vestibular para o Instituto Rio Branco (Escola de Diplomatas), tomou contato com a circulação extracorpórea apresentada durante uma aula de biologia. Lucchese deslumbrou-se com o que lhe pareceu, no início, pura ficção científica e decidiu ser cirurgião cardiovascular.

Entrou para a Faculdade de Medicina da Universidade Federal do Rio Grande do Sul, graduando-se em 1970, com 22 anos de idade.

Depois de graduado fez sua formação de cirurgião cardiovascular no Instituto de Cardiologia do Rio Grande do Sul e na Universidade do Alabama, em Birmingham, Estados Unidos.

De volta ao Brasil dedicou-se à atividade de cirurgião cardiovascular e chefe da Unidade de Pesquisa do Instituto de Cardiologia. Chegou à direção daquele Instituto, quando então, promoveu grande transformação, duplicando suas instalações e investindo em tecnologia.

Foi também nesse período que assumiu a Presidência da Fundação de Amparo à Pesquisa do Estado do Rio Grande do Sul (FAPERGS).

Depois de ser chefe do Serviço de Cardiologia do Hospital Mãe de Deus, transferiu-se para a Santa Casa, onde dirige desde 1988 o Hospital São Francisco de Cardiologia.

Lucchese reuniu, com a equipe do Instituto de Cardiologia, e posteriormente com sua própria equipe no Hospital São Francisco, uma experiência de mais de 25 mil cirurgias cardíacas e 70 transplantes do coração.

Lucchese iniciou-se no mundo editorial pela tradução de dois livros de medicina em língua inglesa, passando à publicação de três livros de medicina que atingiram tiragem recorde, um deles publicado em inglês.

Movido pelo desejo de contribuir com a prevenção de doenças, publicou os seguintes livros para o público em geral:

Pílulas para viver melhor; *Pílulas para prolongar a juventude*; *Comer bem, sem culpa* (com Anonymus Gourmet e Iotti); *Desembarcando o diabetes*; *Viajando com saúde*; *Desembarcando o sedentarismo* (com Claudio Nogueira de Castro); *Desembarcando a hipertensão*; *Desembarcando o colesterol* (com sua filha, Fernanda Lucchese) e *Dieta mediterrânea* (com Anonymus Gourmet).

Os livros do dr. Lucchese venderam mais de 400 mil cópias.

Lucchese costuma invocar a ajuda de Deus em suas cirurgias, considerando-se somente um instrumento na mão Dele. Acredita que o cirurgião-cientista frio deve ser substituído pelo médico preocupado não só com a saúde do coração de seus pacientes mas também com sua vida emocional, afetiva, familiar, profissional e espiritual.

Livros de Agatha Christie publicados pela **L&PM** EDITORES:

Assassinato no Expresso Oriente seguido de *Morte no Nilo* (quadrinhos)
Morte na Mesopotâmia seguido de *O caso dos dez negrinhos* (quadrinhos)

Coleção **L&PM** POCKET

Assassinato na casa do pastor
Um brinde de cianureto
A Casa do Penhasco
Um crime adormecido
Os crimes ABC
Depois do funeral
Uma dose mortal
É fácil matar
E no final a morte
A extravagância do morto
Um gato entre os pombos
Hora Zero
A mão misteriosa
Mistério no Caribe
O mistério do Trem Azul
O mistério Sittaford
O misterioso sr. Quin
Morte na Mesopotâmia
O Natal de Poirot
Nêmesis
A noite das bruxas
Um passe de mágica
Poirot e o mistério da arca espanhola e outras histórias
Poirot perde uma cliente
Poirot sempre espera e outras histórias
Por que não pediram a Evans?
Portal do destino
Punição para a inocência
Os Quatro Grandes
Seguindo a correnteza
Sócios no crime
A teia da aranha
Testemunha da acusação e outras peças
Testemunha ocular do crime
Os trabalhos de Hércules

Sob o pseudônimo de
Mary Westmacott:

Ausência na primavera
O conflito
O fardo
Filha é filha
O gigante
Retrato inacabado

SÉRIE L&PM POCKET PLUS

24 horas na vida de uma mulher – Stefan Zweig
Alves & Cia. – Eça de Queiroz
À paz perpétua – Immanuel Kant
As melhores histórias de Sherlock Holmes – Arthur Conan Doyle
Bartleby, o escriturário – Herman Melville
Cartas a um jovem poeta – Rainer Maria Rilke
Cartas portuguesas – Mariana Alcoforado
Cartas do Yage – William Burroughs e Allen Ginsberg
Continhos galantes – Dalton Trevisan
Dr. Negro e outras histórias de terror – Arthur Conan Doyle
Esboço para uma teoria das emoções – Jean-Paul Sartre
Juventude – Joseph Conrad
Libelo contra a arte moderna – Salvador Dalí
Liberdade, liberdade – Millôr Fernandes e Flávio Rangel
Mulher no escuro – Dashiell Hammett
No que acredito – Bertrand Russell
Noites brancas – Fiódor Dostoiévski
O casamento do céu e do inferno – William Blake
O coronel Chabert seguido de *A mulher abandonada* – Balzac
O diamante do tamanho do Ritz – F. Scott Fitzgerald
O gato por dentro – William S. Burroughs
O juiz e seu carrasco – Friedrich Dürrenmatt
O teatro do bem e do mal – Eduardo Galeano
O terceiro homem – Graham Greene
Poemas escolhidos – Emily Dickinson
Primeiro amor – Ivan Turguêniev
Senhor e servo e outras histórias – Tolstói
Sobre a brevidade da vida – Sêneca
Sobre a inspiração poética & Sobre a mentira – Platão
Sonetos para amar o amor – Luís Vaz de Camões
Trabalhos de amor perdidos – William Shakespeare
Três investigações de Dupin – Edgar Allan Poe
Tristessa – Jack Kerouac
Uma temporada no inferno – Arthur Rimbaud
Vathek – William Beckford

Coleção L&PM POCKET

1. **Catálogo geral da Coleção**
2. **Poesias** – Fernando Pessoa
3. **O livro dos sonetos** – org. Sergio Faraco
4. **Hamlet** – Shakespeare / trad. Millôr
5. **Isadora, frag. autobiográficos** – Isadora Duncan
6. **Histórias sicilianas** – G. Lampedusa
7. **O relato de Arthur Gordon Pym** – Edgar A. Poe
8. **A mulher mais linda da cidade** – Bukowski
9. **O fim de Montezuma** – Hernan Cortez
10. **A ninfomania** – D. T. Bienville
11. **As aventuras de Robinson Crusoé** – D. Defoe
12. **Histórias de amor** – A. Bioy Casares
13. **Armadilha mortal** – Roberto Arlt
14. **Contos de fantasmas** – Daniel Defoe
15. **Os pintores cubistas** – G. Apollinaire
16. **A morte de Ivan Ilitch** – L.Tolstói
17. **A desobediência civil** – D. H. Thoreau
18. **Liberdade, liberdade** – F. Rangel e M. Fernandes
19. **Cem sonetos de amor** – Pablo Neruda
20. **Mulheres** – Eduardo Galeano
21. **Cartas a Théo** – Van Gogh
22. **Don Juan** – Molière / Trad. Millôr Fernandes
24. **Horla** – Guy de Maupassant
25. **O caso de Charles Dexter Ward** – Lovecraft
26. **Vathek** – William Beckford
27. **Hai-Kais** – Millôr Fernandes
28. **Adeus, minha adorada** – Raymond Chandler
29. **Cartas portuguesas** – Mariana Alcoforado
30. **A mensageira das violetas** – Florbela Espanca
31. **Espumas flutuantes** – Castro Alves
32. **Dom Casmurro** – Machado de Assis
34. **Alves & Cia.** – Eça de Queiroz
35. **Uma temporada no inferno** – A. Rimbaud
36. **A corresp. de Fradique Mendes** – Eça de Queiroz
38. **Antologia poética** – Olavo Bilac
39. **O rei Lear** – Shakespeare
40. **Memórias póstumas de Brás Cubas** – Machado de Assis
41. **Que loucura!** – Woody Allen
42. **O duelo** – Casanova
44. **Gentidades** – Darcy Ribeiro
45. **Memórias de um Sargento de Milícias** – Manuel Antônio de Almeida
46. **Os escravos** – Castro Alves
47. **O desejo pego pelo rabo** – Pablo Picasso
48. **Os inimigos** – Máximo Gorki
49. **O colar de veludo** – Alexandre Dumas
50. **Livro dos bichos** – Vários
51. **Quincas Borba** – Machado de Assis
53. **O exército de um homem só** – Moacyr Scliar
54. **Frankenstein** – Mary Shelley
55. **Dom Segundo Sombra** – Ricardo Güiraldes
56. **De vagões e vagabundos** – Jack London
57. **O homem bicentenário** – Isaac Asimov
58. **A viuvinha** – José de Alencar
59. **Livro das cortesãs** – org. de Sergio Faraco
60. **Últimos poemas** – Pablo Neruda
61. **A moreninha** – Joaquim Manuel de Macedo
62. **Cinco minutos** – José de Alencar
63. **Saber envelhecer e a amizade** – Cícero
64. **Enquanto a noite não chega** – J. Guimarães
65. **Tufão** – Joseph Conrad
66. **Aurélia** – Gérard de Nerval
67. **I-Juca-Pirama** – Gonçalves Dias
68. **Fábulas** – Esopo
69. **Teresa Filósofa** – Anônimo do Séc. XVIII
70. **Avent. inéditas de Sherlock Holmes** – Arthur Conan Doyle
71. **Quintana de bolso** – Mario Quintana
72. **Antes e depois** – Paul Gauguin
73. **A morte de Olivier Bécaille** – Émile Zola
74. **Iracema** – José de Alencar
75. **Iaiá Garcia** – Machado de Assis
76. **Utopia** – Tomás Morus
77. **Sonetos para amar o amor** – Camões
78. **Carmem** – Prosper Mérimée
79. **Senhora** – José de Alencar
80. **Hagar, o horrível 1** – Dik Browne
81. **O coração das trevas** – Joseph Conrad
82. **Um estudo em vermelho** – Arthur Conan Doyle
83. **Todos os sonetos** – Augusto dos Anjos
84. **A propriedade é um roubo** – P.-J. Proudhon
85. **Drácula** – Bram Stoker
86. **O marido complacente** – Sade
87. **De profundis** – Oscar Wilde
88. **Sem plumas** – Woody Allen
89. **Os bruzundangas** – Lima Barreto
90. **O cão dos Baskervilles** – Arthur Conan Doyle
91. **Paraísos artificiais** – Charles Baudelaire
92. **Cândido, ou o otimismo** – Voltaire
93. **Triste fim de Policarpo Quaresma** – Lima Barreto
94. **Amor de perdição** – Camilo Castelo Branco
95. **A megera domada** – Shakespeare / trad. Millôr
96. **O mulato** – Aluísio Azevedo
97. **O alienista** – Machado de Assis
98. **O livro dos sonhos** – Jack Kerouac
99. **Noite na taverna** – Álvares de Azevedo
100. **Aura** – Carlos Fuentes
102. **Contos gauchescos e Lendas do sul** – Simões Lopes Neto
103. **O cortiço** – Aluísio Azevedo
104. **Marília de Dirceu** – T. A. Gonzaga
105. **O Primo Basílio** – Eça de Queiroz
106. **O ateneu** – Raul Pompéia
107. **Um escândalo na Boêmia** – Arthur Conan Doyle
108. **Contos** – Machado de Assis
109. **200 Sonetos** – Luis Vaz de Camões
110. **O príncipe** – Maquiavel
111. **A escrava Isaura** – Bernardo Guimarães
112. **O solteirão nobre** – Conan Doyle
114. **Shakespeare de A a Z** – Shakespeare

115. **A relíquia** – Eça de Queiroz
117. **Livro do corpo** – Vários
118. **Lira dos 20 anos** – Álvares de Azevedo
119. **Esaú e Jacó** – Machado de Assis
120. **A barcarola** – Pablo Neruda
121. **Os conquistadores** – Júlio Verne
122. **Contos breves** – G. Apollinaire
123. **Taipi** – Herman Melville
124. **Livro dos desaforos** – org. de Sergio Faraco
125. **A mão e a luva** – Machado de Assis
126. **Doutor Miragem** – Moacyr Scliar
127. **O penitente** – Isaac B. Singer
128. **Diários da descoberta da América** – Cristóvão Colombo
129. **Édipo Rei** – Sófocles
130. **Romeu e Julieta** – Shakespeare
131. **Hollywood** – Bukowski
132. **Billy the Kid** – Pat Garrett
133. **Cuca fundida** – Woody Allen
134. **O jogador** – Dostoiévski
135. **O livro da selva** – Rudyard Kipling
136. **O vale do terror** – Arthur Conan Doyle
137. **Dançar tango em Porto Alegre** – S. Faraco
138. **O gaúcho** – Carlos Reverbel
139. **A volta ao mundo em oitenta dias** – J. Verne
140. **O livro dos esnobes** – W. M. Thackeray
141. **Amor & morte em Poodle Springs** – Raymond Chandler e R. Parker
142. **As aventuras de David Balfour** – Stevenson
143. **Alice no país das maravilhas** – Lewis Carroll
144. **A ressurreição** – Machado de Assis
145. **Inimigos, uma história de amor** – I. Singer
146. **O Guarani** – José de Alencar
147. **A cidade e as serras** – Eça de Queiroz
148. **Eu e outras poesias** – Augusto dos Anjos
149. **A mulher de trinta anos** – Balzac
150. **Pomba enamorada** – Lygia F. Telles
151. **Contos fluminenses** – Machado de Assis
152. **Antes de Adão** – Jack London
153. **Intervalo amoroso** – A.Romano de Sant'Anna
154. **Memorial de Aires** – Machado de Assis
155. **Naufrágios e comentários** – Cabeza de Vaca
156. **Ubirajara** – José de Alencar
157. **Textos anarquistas** – Bakunin
159. **Amor de salvação** – Camilo Castelo Branco
160. **O gaúcho** – José de Alencar
161. **O livro das maravilhas** – Marco Polo
162. **Inocência** – Visconde de Taunay
163. **Helena** – Machado de Assis
164. **Uma estação de amor** – Horácio Quiroga
165. **Poesia reunida** – Martha Medeiros
166. **Memórias de Sherlock Holmes** – Conan Doyle
167. **A vida de Mozart** – Stendhal
168. **O primeiro terço** – Neal Cassady
169. **O mandarim** – Eça de Queiroz
170. **Um espinho de marfim** – Marina Colasanti
171. **A ilustre Casa de Ramires** – Eça de Queiroz
172. **Lucíola** – José de Alencar
173. **Antígona** – Sófocles – trad. Donaldo Schüler
174. **Otelo** – William Shakespeare
175. **Antologia** – Gregório de Matos
176. **A liberdade de imprensa** – Karl Marx
177. **Casa de pensão** – Aluísio Azevedo
178. **São Manuel Bueno, Mártir** – Unamuno
179. **Primaveras** – Casimiro de Abreu
180. **O noviço** – Martins Pena
181. **O sertanejo** – José de Alencar
182. **Eurico, o presbítero** – Alexandre Herculano
183. **O signo dos quatro** – Conan Doyle
184. **Sete anos no Tibet** – Heinrich Harrer
185. **Vagamundo** – Eduardo Galeano
186. **De repente acidentes** – Carl Solomon
187. **As minas de Salomão** – Rider Haggard
188. **Uivo** – Allen Ginsberg
189. **A ciclista solitária** – Conan Doyle
190. **Os seis bustos de Napoleão** – Conan Doyle
191. **Cortejo do divino** – Nelida Piñon
194. **Os crimes do amor** – Marquês de Sade
195. **Besame Mucho** – Mário Prata
196. **Tuareg** – Alberto Vázquez-Figueroa
197. **O longo adeus** – Raymond Chandler
199. **Notas de um velho safado** – Bukowski
200. **111 ais** – Dalton Trevisan
201. **O nariz** – Nicolai Gogol
202. **O capote** – Nicolai Gogol
203. **Macbeth** – William Shakespeare
204. **Heráclito** – Donaldo Schüler
205. **Você deve desistir, Osvaldo** – Cyro Martins
206. **Memórias de Garibaldi** – A. Dumas
207. **A arte da guerra** – Sun Tzu
208. **Fragmentos** – Caio Fernando Abreu
209. **Festa no castelo** – Moacyr Scliar
210. **O grande deflorador** – Dalton Trevisan
212. **Homem do princípio ao fim** – Millôr Fernandes
213. **Aline e seus dois namorados (1)** – A. Iturrusgarai
214. **A juba do leão** – Sir Arthur Conan Doyle
215. **Assassino metido a esperto** – R. Chandler
216. **Confissões de um comedor de ópio** – Thomas De Quincey
217. **Os sofrimentos do jovem Werther** – Goethe
218. **Fedra** – Racine / Trad. Millôr Fernandes
219. **O vampiro de Sussex** – Conan Doyle
220. **Sonho de uma noite de verão** – Shakespeare
221. **Dias e noites de amor e de guerra** – Galeano
222. **O Profeta** – Khalil Gibran
223. **Flávia, cabeça, tronco e membros** – M. Fernandes
224. **Guia da ópera** – Jeanne Suhamy
225. **Macário** – Álvares de Azevedo
226. **Etiqueta na prática** – Celia Ribeiro
227. **Manifesto do partido comunista** – Marx & Engels
228. **Poemas** – Millôr Fernandes
229. **Um inimigo do povo** – Henrik Ibsen
230. **O paraíso destruído** – Frei B. de las Casas
231. **O gato no escuro** – Josué Guimarães
232. **O mágico de Oz** – L. Frank Baum
233. **Armas no Cyrano's** – Raymond Chandler
234. **Max e os felinos** – Moacyr Scliar
235. **Nos céus de Paris** – Alcy Cheuiche
236. **Os bandoleiros** – Schiller

237. A primeira coisa que eu botei na boca – Deonísio da Silva
238. As aventuras de Simbad, o marújo
239. O retrato de Dorian Gray – Oscar Wilde
240. A carteira de meu tio – J. Manuel de Macedo
241. A luneta mágica – J. Manuel de Macedo
242. A metamorfose – Kafka
243. A flecha de ouro – Joseph Conrad
244. A ilha do tesouro – R. L. Stevenson
245. Marx - Vida & Obra – José A. Giannotti
246. Gênesis
247. Unidos para sempre – Ruth Rendell
248. A arte de amar – Ovídio
249. O sono eterno – Raymond Chandler
250. Novas receitas do Anonymous Gourmet – J.A.P.M.
251. A nova catacumba – Arthur Conan Doyle
252. Dr. Negro – Arthur Conan Doyle
253. Os voluntários – Moacyr Scliar
254. A bela adormecida – Irmãos Grimm
255. O príncipe sapo – Irmãos Grimm
256. Confissões e Memórias – H. Heine
257. Viva o Alegrete – Sergio Faraco
258. Vou estar esperando – R. Chandler
259. A senhora Beate e seu filho – Schnitzler
260. O ovo apunhalado – Caio Fernando Abreu
261. O ciclo das águas – Moacyr Scliar
262. Millôr Definitivo – Millôr Fernandes
264. Viagem ao centro da Terra – Júlio Verne
265. A dama do lago – Raymond Chandler
266. Caninos brancos – Jack London
267. O médico e o monstro – R. L. Stevenson
268. A tempestade – William Shakespeare
269. Assassinatos na rua Morgue – E. Allan Poe
270. 99 corruíras nanicas – Dalton Trevisan
271. Broquéis – Cruz e Sousa
272. Mês de cães danados – Moacyr Scliar
273. Anarquistas – vol. 1 – A idéia – G.Woodcock
274. Anarquistas – vol. 2 – O movimento – G.Woodcock
275. Pai e filho, filho e pai – Moacyr Scliar
276. As aventuras de Tom Sawyer – Mark Twain
277. Muito barulho por nada – W. Shakespeare
278. Elogio da loucura – Erasmo
279. Autobiografia de Alice B. Toklas – G. Stein
280. O chamado da floresta – J. London
281. Uma agulha para o diabo – Ruth Rendell
282. Verdes vales do fim do mundo – A. Bivar
283. Ovelhas negras – Caio Fernando Abreu
284. O fantasma de Canterville – O. Wilde
285. Receitas de Yayá Ribeiro – Celia Ribeiro
286. A galinha degolada – H. Quiroga
287. O último adeus de Sherlock Holmes – A. Conan Doyle
288. A. Gourmet em Histórias de cama & mesa – J. A. Pinheiro Machado
289. Topless – Martha Medeiros
290. Mais receitas do Anonymus Gourmet – J. A. Pinheiro Machado
291. Origens do discurso democrático – D. Schüler
292. Humor politicamente incorreto – Nani
293. O teatro do bem e do mal – E. Galeano
294. Garibaldi & Manoela – J. Guimarães
295. 10 dias que abalaram o mundo – John Reed
296. Numa fria – Bukowski
297. Poesia de Florbela Espanca vol. 1
298. Poesia de Florbela Espanca vol. 2
299. Escreva certo – E. Oliveira e M. E. Bernd
300. O vermelho e o negro – Stendhal
301. Ecce homo – Friedrich Nietzsche
302(7). Comer bem, sem culpa – Dr. Fernando Lucchese, A. Gourmet e Iotti
303. O livro de Cesário Verde – Cesário Verde
305. 100 receitas de macarrão – S. Lancellotti
306. 160 receitas de molhos – S. Lancellotti
307. 100 receitas light – H. e Â. Tonetto
308. 100 receitas de sobremesas – Celia Ribeiro
309. Mais de 100 dicas de churrasco – Leon Diziekaniak
310. 100 receitas de acompanhamentos – C. Cabeda
311. Honra ou vendetta – S. Lancellotti
312. A alma do homem sob o socialismo – Oscar Wilde
313. Tudo sobre Yôga – Mestre De Rose
314. Os varões assinalados – Tabajara Ruas
315. Édipo em Colono – Sófocles
316. Lisístrata – Aristófanes / trad. Millôr
317. Sonhos de Bunker Hill – John Fante
318. Os deuses de Raquel – Moacyr Scliar
319. O colosso de Marússia – Henry Miller
320. As eruditas – Molière / trad. Millôr
321. Radicci 1 – Iotti
322. Os Sete contra Tebas – Ésquilo
323. Brasil Terra à vista – Eduardo Bueno
324. Radicci 2 – Iotti
325. Júlio César – William Shakespeare
326. A carta de Pero Vaz de Caminha
327. Cozinha Clássica – Sílvio Lancellotti
328. Madame Bovary – Gustave Flaubert
329. Dicionário do viajante insólito – M. Scliar
330. O capitão saiu para o almoço... – Bukowski
331. A carta roubada – Edgar Allan Poe
332. É tarde para saber – Josué Guimarães
333. O livro de bolso da Astrologia – Maggy Harrisonx e Mellina Li
334. 1933 foi um ano ruim – John Fante
335. 100 receitas de arroz – Aninha Comas
336. Guia prático do Português correto – vol. 1 – Cláudio Moreno
337. Bartleby, o escriturário – H. Melville
338. Enterrem meu coração na curva do rio – Dee Brown
339. Um conto de Natal – Charles Dickens
340. Cozinha sem segredos – J. A. P. Machado
341. A dama das Camélias – A. Dumas Filho
342. Alimentação saudável – H. e Â. Tonetto
343. Continhos galantes – Dalton Trevisan
344. A Divina Comédia – Dante Alighieri
345. A Dupla Sertanojo – Santiago
346. Cavalos do amanhecer – Mario Arregui
347. Biografia de Vincent van Gogh por sua cunhada – Jo van Gogh-Bonger

348. **Radicci 3** – Iotti
349. **Nada de novo no front** – E. M. Remarque
350. **A hora dos assassinos** – Henry Miller
351. **Flush – Memórias de um cão** – Virginia Woolf
352. **A guerra no Bom Fim** – M. Scliar
353. (1).**O caso Saint-Fiacre** – Simenon
354. (2).**Morte na alta sociedade** – Simenon
355. (3).**O cão amarelo** – Simenon
356. (4).**Maigret e o homem do banco** – Simenon
357. **As uvas e o vento** – Pablo Neruda
358. **On the road** – Jack Kerouac
359. **O coração amarelo** – Pablo Neruda
360. **Livro das perguntas** – Pablo Neruda
361. **Noite de Reis** – William Shakespeare
362. **Manual de Ecologia** – vol.1 – J. Lutzenberger
363. **O mais longo dos dias** – Cornelius Ryan
364. **Foi bom prá você?** – Nani
365. **Crepusculário** – Pablo Neruda
366. **A comédia dos erros** – Shakespeare
367. (5).**A primeira investigação de Maigret** – Simenon
368. (6).**As férias de Maigret** – Simenon
369. **Mate-me por favor (vol.1)** – L. McNeil
370. **Mate-me por favor (vol.2)** – L. McNeil
371. **Carta ao pai** – Kafka
372. **Os vagabundos iluminados** – J. Kerouac
373. (7).**O enforcado** – Simenon
374. (8).**A fúria de Maigret** – Simenon
375. **Vargas, uma biografia política** – H. Silva
376. **Poesia reunida (vol.1)** – A. R. de Sant'Anna
377. **Poesia reunida (vol.2)** – A. R. de Sant'Anna
378. **Alice no país do espelho** – Lewis Carroll
379. **Residência na Terra 1** – Pablo Neruda
380. **Residência na Terra 2** – Pablo Neruda
381. **Terceira Residência** – Pablo Neruda
382. **O delírio amoroso** – Bocage
383. (9).**Futebol ao sol e à sombra** – E. Galeano
384. (9).**O porto das brumas** – Simenon
385. (10).**Maigret e seu morto** – Simenon
386. **Radicci 4** – Iotti
387. **Boas maneiras & sucesso nos negócios** – Celia Ribeiro
388. **Uma história Farroupilha** – M. Scliar
389. **Na mesa ninguém envelhece** – J. A. Pinheiro Machado
390. **200 receitas inéditas do Anonymus Gourmet** – J. A. Pinheiro Machado
391. **Guia prático do Português correto – vol.2** – Cláudio Moreno
392. **Breviário das terras do Brasil** – Assis Brasil
393. **Cantos Cerimoniais** – Pablo Neruda
394. **Jardim de Inverno** – Pablo Neruda
395. **Antonio e Cleópatra** – William Shakespeare
396. **Tróia** – Cláudio Moreno
397. **Meu tio matou um cara** – Jorge Furtado
398. **O anatomista** – Federico Andahazi
399. **As viagens de Gulliver** – Jonathan Swift
400. **Dom Quixote** – (v. 1) – Miguel de Cervantes
401. **Dom Quixote** – (v. 2) – Miguel de Cervantes
402. **Sozinho no Pólo Norte** – Thomaz Brandolin
403. **Matadouro 5** – Kurt Vonnegut
404. **Delta de Vênus** – Anaïs Nin
405. **O melhor de Hagar 2** – Dik Browne
406. **É grave Doutor?** – Nani
407. **Orai pornô** – Nani
408. (11).**Maigret em Nova York** – Simenon
409. (12).**O assassino sem rosto** – Simenon
410. (13).**O mistério das jóias roubadas** – Simenon
411. **A irmãzinha** – Raymond Chandler
412. **Três contos** – Gustave Flaubert
413. **De ratos e homens** – John Steinbeck
414. **Lazarilho de Tormes** – Anônimo do séc. XVI
415. **Triângulo das águas** – Caio Fernando Abreu
416. **100 receitas de carnes** – Sílvio Lancellotti
417. **Histórias de robôs**: vol. 1 – org. Isaac Asimov
418. **Histórias de robôs**: vol. 2 – org. Isaac Asimov
419. **Histórias de robôs**: vol. 3 – org. Isaac Asimov
420. **O país dos centauros** – Tabajara Ruas
421. **A república de Anita** – Tabajara Ruas
422. **A carga dos lanceiros** – Tabajara Ruas
423. **Um amigo de Kafka** – Isaac Singer
424. **As alegres matronas de Windsor** – Shakespeare
425. **Amor e exílio** – Isaac Bashevis Singer
426. **Use & abuse do seu signo** – Marília Fiorillo e Marylou Simonsen
427. **Pigmaleão** – Bernard Shaw
428. **As fenícias** – Eurípides
429. **Everest** – Thomaz Brandolin
430. **A arte de furtar** – Anônimo do séc. XVI
431. **Billy Bud** – Herman Melville
432. **A rosa separada** – Pablo Neruda
433. **Elegia** – Pablo Neruda
434. **A garota de Cassidy** – David Goodis
435. **Como fazer a guerra: máximas de Napoleão** – Balzac
436. **Poemas escolhidos** – Emily Dickinson
437. **Gracias por el fuego** – Mario Benedetti
438. **O sofá** – Crébillon Fils
439. **O "Martín Fierro"** – Jorge Luis Borges
440. **Trabalhos de amor perdidos** – W. Shakespeare
441. **O melhor de Hagar 3** – Dik Browne
442. **Os Maias (volume1)** – Eça de Queiroz
443. **Os Maias (volume2)** – Eça de Queiroz
444. **Anti-Justine** – Restif de La Bretonne
445. **Juventude** – Joseph Conrad
446. **Contos** – Eça de Queiroz
447. **Janela para a morte** – Raymond Chandler
448. **Um amor de Swann** – Marcel Proust
449. **À paz perpétua** – Immanuel Kant
450. **A conquista do México** – Hernan Cortez
451. **Defeitos escolhidos e 2000** – Pablo Neruda
452. **O casamento do céu e do inferno** – William Blake
453. **A primeira viagem ao redor do mundo** – Antonio Pigafetta
454. (14).**Uma sombra na janela** – Simenon
455. (15).**A noite da encruzilhada** – Simenon
456. (16).**A velha senhora** – Simenon
457. **Sartre** – Annie Cohen-Solal

458. **Discurso do método** – René Descartes
459. **Garfield em grande estilo (1)** – Jim Davis
460. **Garfield está de dieta (2)** – Jim Davis
461. **O livro das feras** – Patricia Highsmith
462. **Viajante solitário** – Jack Kerouac
463. **Auto da barca do inferno** – Gil Vicente
464. **O livro vermelho dos pensamentos de Millôr** – Millôr Fernandes
465. **O livro dos abraços** – Eduardo Galeano
466. **Voltaremos!** – José Antonio Pinheiro Machado
467. **Rango** – Edgar Vasques
468.(8). **Dieta mediterrânea** – Dr. Fernando Lucchese e José Antonio Pinheiro Machado
469. **Radicci 5** – Iotti
470. **Pequenos pássaros** – Anaïs Nin
471. **Guia prático do Português correto – vol.3** – Cláudio Moreno
472. **Atire no pianista** – David Goodis
473. **Antologia Poética** – García Lorca
474. **Alexandre e César** – Plutarco
475. **Uma espiã na casa do amor** – Anaïs Nin
476. **A gorda do Tiki Bar** – Dalton Trevisan
477. **Garfield um gato de peso (3)** – Jim Davis
478. **Canibais** – David Coimbra
479. **A arte de escrever** – Arthur Schopenhauer
480. **Pinóquio** – Carlo Collodi
481. **Misto-quente** – Bukowski
482. **A lua na sarjeta** – David Goodis
483. **O melhor do Recruta Zero (1)** – Mort Walker
484. **Aline: TPM – tensão pré-monstrual (2)** – Adão Iturrusgarai
485. **Sermões do Padre Antonio Vieira**
486. **Garfield numa boa (4)** – Jim Davis
487. **Mensagem** – Fernando Pessoa
488. **Vendeta** seguido de **A paz conjugal** – Balzac
489. **Poemas de Alberto Caeiro** – Fernando Pessoa
490. **Ferragus** – Honoré de Balzac
491. **A duquesa de Langeais** – Honoré de Balzac
492. **A menina dos olhos de ouro** – Honoré de Balzac
493. **O lírio do vale** – Honoré de Balzac
494.(17). **A barcaça da morte** – Simenon
495.(18). **As testemunhas rebeldes** – Simenon
496.(19). **Um engano de Maigret** – Simenon
497.(1). **A noite das bruxas** – Agatha Christie
498.(2). **Um passe de mágica** – Agatha Christie
499.(3). **Nêmesis** – Agatha Christie
500. **Esboço para uma teoria das emoções** – Sartre
501. **Renda básica de cidadania** – Eduardo Suplicy
502.(1). **Pílulas para viver melhor** – Dr. Lucchese
503.(2). **Pílulas para prolongar a juventude** – Dr. Lucchese
504.(3). **Desembarcando o diabetes** – Dr. Lucchese
505.(4). **Desembarcando o sedentarismo** – Dr. Fernando Lucchese e Cláudio Castro
506.(5). **Desembarcando a hipertensão** – Dr. Lucchese
507.(6). **Desembarcando o colesterol** – Dr. Fernando Lucchese e Fernanda Lucchese
508. **Estudos de mulher** – Balzac
509. **O terceiro tira** – Flann O'Brien
510. **100 receitas de aves e ovos** – J. A. P. Machado
511. **Garfield em toneladas de diversão (5)** – Jim Davis
512. **Trem-bala** – Martha Medeiros
513. **Os cães ladram** – Truman Capote
514. **O Kama Sutra de Vatsyayana**
515. **O crime do Padre Amaro** – Eça de Queiroz
516. **Odes de Ricardo Reis** – Fernando Pessoa
517. **O inverno da nossa desesperança** – Steinbeck
518. **Piratas do Tietê (1)** – Laerte
519. **Rê Bordosa: do começo ao fim** – Angeli
520. **O Harlem é escuro** – Chester Himes
521. **Café-da-manhã dos campeões** – Kurt Vonnegut
522. **Eugénie Grandet** – Balzac
523. **O último magnata** – F. Scott Fitzgerald
524. **Carol** – Patricia Highsmith
525. **100 receitas de patisseria** – Sílvio Lancellotti
526. **O fator humano** – Graham Greene
527. **Tristessa** – Jack Kerouac
528. **O diamante do tamanho do Ritz** – Scott Fitzgerald
529. **As melhores histórias de Sherlock Holmes** – Arthur Conan Doyle
530. **Cartas a um jovem poeta** – Rilke
531.(20). **Memórias de Maigret** – Simenon
532.(4). **O misterioso sr. Quin** – Agatha Christie
533. **Os analectos** – Confúcio
534.(21). **Maigret e os homens de bem** – Simenon
535.(22). **O medo de Maigret** – Simenon
536. **Ascensão e queda de César Birotteau** – Balzac
537. **Sexta-feira negra** – David Goodis
538. **Ora bolas – O humor de Mario Quintana** – Juarez Fonseca
539. **Longe daqui aqui mesmo** – Antonio Bivar
540.(5). **É fácil matar** – Agatha Christie
541. **O pai Goriot** – Balzac
542. **Brasil, um país do futuro** – Stefan Zweig
543. **O processo** – Kafka
544. **O melhor de Hagar 4** – Dik Browne
545.(6). **Por que não pediram a Evans?** – Agatha Christie
546. **Fanny Hill** – John Cleland
547. **O gato por dentro** – William S. Burroughs
548. **Sobre a brevidade da vida** – Sêneca
549. **Geraldão (1)** – Glauco
550. **Piratas do Tietê (2)** – Laerte
551. **Pagando o pato** – Ciça
552. **Garfield de bom humor (6)** – Jim Davis
553. **Conhece o Mário?** vol.1 – Santiago
554. **Radicci 6** – Iotti
555. **Os subterrâneos** – Jack Kerouac
556.(1). **Balzac** – François Taillandier
557.(2). **Modigliani** – Christian Parisot
558.(3). **Kafka** – Gérard-Georges Lemaire
559.(4). **Júlio César** – Joël Schmidt
560. **Receitas da família** – J. A. Pinheiro Machado
561. **Boas maneiras à mesa** – Celia Ribeiro
562.(9). **Filhos sadios, pais felizes** – R. Pagnoncelli

563(10).**Fatos & mitos** – Dr. Fernando Lucchese
564.**Ménage à trois** – Paula Taitelbaum
565.**Mulheres!** – David Coimbra
566.**Poemas de Álvaro de Campos** – Fernando Pessoa
567.**Medo e outras histórias** – Stefan Zweig
568.**Snoopy e sua turma (1)** – Schulz
569.**Piadas para sempre (1)** – Visconde da Casa Verde
570.**O alvo móvel** – Ross Macdonald
571.**O melhor do Recruta Zero (2)** – Mort Walker
572.**Um sonho americano** – Norman Mailer
573.**Os broncos também amam** – Angeli
574.**Crônica de um amor louco** – Bukowski
575(5).**Freud** – René Major e Chantal Talagrand
576(6).**Picasso** – Gilles Plazy
577(7).**Gandhi** – Christine Jordis
578.**A tumba** – H. P. Lovecraft
579.**O príncipe e o mendigo** – Mark Twain
580.**Garfield, um charme de gato (7)** – Jim Davis
581.**Ilusões perdidas** – Balzac
582.**Esplendores e misérias das cortesãs** – Balzac
583.**Walter Ego** – Angeli
584.**Striptiras (1)** – Laerte
585.**Fagundes: um puxa-saco de mão cheia** – Laerte
586.**Depois do último trem** – Josué Guimarães
587.**Ricardo III** – Shakespeare
588.**Dona Anja** – Josué Guimarães
589.**24 horas na vida de uma mulher** – Stefan Zweig
590.**O terceiro homem** – Graham Greene
591.**Mulher no escuro** – Dashiell Hammett
592.**No que acredito** – Bertrand Russell
593.**Odisséia (1): Telemaquia** – Homero
594.**O cavalo cego** – Josué Guimarães
595.**Henrique V** – Shakespeare
596.**Fabulário geral do delírio cotidiano** – Bukowski
597.**Tiros na noite 1: A mulher do bandido** – Dashiell Hammett
598.**Snoopy em Feliz Dias dos Namorados! (2)** – Schulz
599.**Mas não se matam cavalos?** – Horace McCoy
600.**Crime e castigo** – Dostoiévski
601(7).**Mistério no Caribe** – Agatha Christie
602.**Odisséia (2): Regresso** – Homero
603.**Piadas para sempre (2)** – Visconde da Casa Verde
604.**À sombra do vulcão** – Malcolm Lowry
605(8).**Kerouac** – Yves Buin
606.**E agora são cinzas** – Angeli
607.**As mil e uma noites** – Paulo Caruso
608.**Um assassino entre nós** – Ruth Rendell
609.**Crack-up** – F. Scott Fitzgerald
610.**Do amor** – Stendhal
611.**Cartas do Yage** – William Burroughs e Allen Ginsberg
612.**Striptiras (2)** – Laerte
613.**Henry & June** – Anaïs Nin
614.**A piscina mortal** – Ross Macdonald
615.**Geraldão (2)** – Glauco
616.**Tempo de delicadeza** – A. R. de Sant'Anna
617.**Tiros na noite 2: Medo de tiro** – Dashiell Hammett
618.**Snoopy em Assim é a vida, Charlie Brown! (3)** – Schulz
619.**1954 – Um tiro no coração** – Hélio Silva
620.**Sobre a inspiração poética (Íon) e ...** – Platão
621.**Garfield e seus amigos (8)** – Jim Davis
622.**Odisséia (3): Ítaca** – Homero
623.**A louca matança** – Chester Himes
624.**Factótum** – Bukowski
625.**Guerra e Paz: volume 1** – Tolstói
626.**Guerra e Paz: volume 2** – Tolstói
627.**Guerra e Paz: volume 3** – Tolstói
628.**Guerra e Paz: volume 4** – Tolstói
629(9).**Shakespeare** – Claude Mourthé
630.**Bem está o que bem acaba** – Shakespeare
631.**O contrato social** – Rousseau
632.**Geração Beat** – Jack Kerouac
633.**Snoopy: É Natal! (4)** – Charles Schulz
634(8).**Testemunha da acusação** – Agatha Christie
635.**Um elefante no caos** – Millôr Fernandes
636.**Guia de leitura (100 autores que você precisa ler)** – Organização de Léa Masina
637.**Pistoleiros também mandam flores** – David Coimbra
638.**O prazer das palavras** – vol. 1 – Cláudio Moreno
639.**O prazer das palavras** – vol. 2 – Cláudio Moreno
640.**Novíssimo testamento: com Deus e o diabo, a dupla da criação** – Iotti
641.**Literatura Brasileira: modos de usar** – Luís Augusto Fischer
642.**Dicionário de Porto-Alegrês** – Luís A. Fischer
643.**Clô Dias & Noites** – Sérgio Jockymann
644.**Memorial de Isla Negra** – Pablo Neruda
645.**Um homem extraordinário e outras histórias** – Tchékhov
646.**Ana sem terra** – Alcy Cheuiche
647.**Adultérios** – Woody Allen
648.**Para sempre ou nunca mais** – R. Chandler
649.**Nosso homem em Havana** – Graham Greene
650.**Dicionário Caldas Aulete de Bolso**
651.**Snoopy: Posso fazer uma pergunta, professora? (5)** – Charles Schulz
652(10).**Luís XVI** – Bernard Vincent
653.**O mercador de Veneza** – Shakespeare
654.**Cancioneiro** – Fernando Pessoa
655.**Non-Stop** – Martha Medeiros
656.**Carpinteiros, levantem bem alto a cumeeira & Seymour, uma apresentação** – J.D.Salinger
657.**Ensaios céticos** – Bertrand Russell
658.**O melhor de Hagar 5** – Dik e Chris Browne
659.**Primeiro amor** – Ivan Turguêniev
660.**A trégua** – Mario Benedetti
661.**Um parque de diversões da cabeça** – Lawrence Ferlinghetti
662.**Aprendendo a viver** – Sêneca
663.**Garfield, um gato em apuros (9)** – Jim Davis

664. **Dilbert 1** – Scott Adams
665. **Dicionário de dificuldades** – Domingos Paschoal Cegalla
666. **A imaginação** – Jean-Paul Sartre
667. **O ladrão e os cães** – Naguib Mahfuz
668. **Gramática do português contemporâneo** – Celso Cunha
669. **A volta do parafuso** *seguido de* **Daisy Miller** – Henry James
670. **Notas do subsolo** – Dostoiévski
671. **Abobrinhas da Brasilônia** – Glauco
672. **Geraldão (3)** – Glauco
673. **Piadas para sempre (3)** – Visconde da Casa Verde
674. **Duas viagens ao Brasil** – Hans Staden
675. **Bandeira de bolso** – Manuel Bandeira
676. **A arte da guerra** – Maquiavel
677. **Além do bem e do mal** – Nietzsche
678. **O coronel Chabert** *seguido de* **A mulher abandonada** – Balzac
679. **O sorriso de marfim** – Ross Macdonald
680. **100 receitas de pescados** – Sílvio Lancellotti
681. **O juiz e seu carrasco** – Friedrich Dürrenmatt
682. **Noites brancas** – Dostoiévski
683. **Quadras ao gosto popular** – Fernando Pessoa
684. **Romanceiro da Inconfidência** – Cecília Meireles
685. **Kaos** – Millôr Fernandes
686. **A pele de onagro** – Balzac
687. **As ligações perigosas** – Choderlos de Laclos
688. **Dicionário de matemática** – Luiz Fernandes Cardoso
689. **Os Lusíadas** – Luís Vaz de Camões
690. (11).**Átila** – Éric Deschodt
691. **Um jeito tranqüilo de matar** – Chester Himes
692. **A felicidade conjugal** *seguido de* **O diabo** – Tolstói
693. **Viagem de um naturalista ao redor do mundo** – vol. 1 – Charles Darwin
694. **Viagem de um naturalista ao redor do mundo** – vol. 2 – Charles Darwin
695. **Memórias da casa dos mortos** – Dostoiévski
696. **A Celestina** – Fernando de Rojas
697. **Snoopy: Como você é azarado, Charlie Brown! (6)** – Charles Schulz
698. **Dez (quase) amores** – Claudia Tajes
699. (9).**Poirot sempre espera** – Agatha Christie
700. **Cecília de bolso** – Cecília Meireles
701. **Apologia de Sócrates** *precedido de* **Êutifron e** *seguido de* **Críton** – Platão
702. **Wood & Stock** – Angeli
703. **Striptiras (3)** – Laerte
704. **Discurso sobre a origem e os fundamentos da desigualdade entre os homens** – Rousseau
705. **Os duelistas** – Joseph Conrad
706. **Dilbert (2)** – Scott Adams
707. **Viver e escrever** (vol. 1) – Edla van Steen
708. **Viver e escrever** (vol. 2) – Edla van Steen
709. **Viver e escrever** (vol. 3) – Edla van Steen
710. (10).**A teia da aranha** – Agatha Christie
711. **O banquete** – Platão
712. **Os belos e malditos** – F. Scott Fitzgerald
713. **Libelo contra a arte moderna** – Salvador Dalí
714. **Akropolis** – Valerio Massimo Manfredi
715. **Devoradores de mortos** – Michael Crichton
716. **Sob o sol da Toscana** – Frances Mayes
717. **Batom na cueca** – Nani
718. **Vida dura** – Claudia Tajes
719. **Carne trêmula** – Ruth Rendell
720. **Cris, a fera** – David Coimbra
721. **O anticristo** – Nietzsche
722. **Como um romance** – Daniel Pennac
723. **Emboscada no Forte Bragg** – Tom Wolfe
724. **Assédio sexual** – Michael Crichton
725. **O espírito do Zen** – Alan W. Watts
726. **Um bonde chamado desejo** – Tennessee Williams
727. **Como gostais** *seguido de* **Conto de inverno** – Shakespeare
728. **Tratado sobre a tolerância** – Voltaire
729. **Snoopy: Doces ou travessuras? (7)** – Charles Schulz
730. **Cardápios do Anonymus Gourmet** – J.A. Pinheiro Machado
731. **100 receitas com lata** – J.A. Pinheiro Machado
732. **Conhece o Mário?** vol.2 – Santiago
733. **Dilbert (3)** – Scott Adams
734. **História de um louco amor** *seguido de* **Passado amor** – Horacio Quiroga
735. (11).**Sexo: muito prazer** – Laura Meyer da Silva
736. (12).**Para entender o adolescente** – Dr. Ronald Pagnoncelli
737. (13).**Desembarcando a tristeza** – Dr. Fernando Lucchese
738. **Poirot e o mistério da arca espanhola & outras histórias** – Agatha Christie
739. **A última legião** – Valerio Massimo Manfredi
740. **As virgens suicidas** – Jeffrey Eugenides
741. **Sol nascente** – Michael Crichton
742. **Duzentos ladrões** – Dalton Trevisan
743. **Os devaneios do caminhante solitário** – Rousseau
744. **Garfield, o rei da preguiça (10)** – Jim Davis
745. **Os magnatas** – Charles R. Morris
746. **Pulp** – Charles Bukowski
747. **Enquanto agonizo** – William Faulkner
748. **Aline: viciada em sexo (3)** – Adão Iturrusgarai
749. **A dama do cachorrinho** – Anton Tchékhov
750. **Tito Andrônico** – Shakespeare
751. **Antologia poética** – Anna Akhmátova
752. **O melhor de Hagar 6** – Dik e Chris Browne
753. (12).**Michelangelo** – Nadine Sautel
754. **Dilbert (4)** – Scott Adams
755. **O jardim das cerejeiras** *seguido de* **Tio Vânia** – Tchékhov
756. **Geração Beat** – Claudio Willer
757. **Santos Dumont** – Alcy Cheuiche
758. **Budismo** – Claude B. Levenson
759. **Cleópatra** – Christian-Georges Schwentzel
760. **Revolução Francesa** – Frédéric Bluche, Stéphan Rials e Jean Tulard

761. **A crise de 1929** – Bernard Gazier
762. **Sigmund Freud** – Edson Sousa e Paulo Endo
763. **Império Romano** – Patrick Le Roux
764. **Cruzadas** – Cécile Morrisson
765. **O mistério do Trem Azul** – Agatha Christie
766. **Os escrúpulos de Maigret** – Simenon
767. **Maigret se diverte** – Simenon
768. **Senso comum** – Thomas Paine
769. **O parque dos dinossauros** – Michael Crichton
770. **Trilogia da paixão** – Goethe
771. **A simples arte de matar (vol.1)** – R. Chandler
772. **A simples arte de matar (vol.2)** – R. Chandler
773. **Snoopy: No mundo da lua! (8)** – Charles Schulz
774. **Os Quatro Grandes** – Agatha Christie
775. **Um brinde de cianureto** – Agatha Christie
776. **Súplicas atendidas** – Truman Capote
777. **Ainda restam aveleiras** – Simenon
778. **Maigret e o ladrão preguiçoso** – Simenon
779. **A viúva imortal** – Millôr Fernandes
780. **Cabala** – Roland Goetschel
781. **Capitalismo** – Claude Jessua
782. **Mitologia grega** – Pierre Grimal
783. **Economia: 100 palavras-chave** – Jean-Paul Betbèze
784. **Marxismo** – Henri Lefebvre
785. **Punição para a inocência** – Agatha Christie
786. **A extravagância do morto** – Agatha Christie
787. (13). **Cézanne** – Bernard Fauconnier
788. **A identidade Bourne** – Robert Ludlum
789. **Da tranquilidade da alma** – Sêneca
790. **Um artista da fome** *seguido de* **Na colônia penal e outras histórias** – Kafka
791. **Histórias de fantasmas** – Charles Dickens
792. **A louca de Maigret** – Simenon
793. **O amigo de infância de Maigret** – Simenon
794. **O revólver de Maigret** – Simenon
795. **A fuga do sr. Monde** – Simenon
796. **O Uraguai** – Basílio da Gama
797. **A mão misteriosa** – Agatha Christie
798. **Testemunha ocular do crime** – Agatha Christie
799. **Crepúsculo dos ídolos** – Friedrich Nietzsche
800. **Maigret e o negociante de vinhos** – Simenon
801. **Maigret e o mendigo** – Simenon
802. **O grande golpe** – Dashiell Hammett
803. **Humor barra pesada** – Nani
804. **Vinho** – Jean-François Gautier
805. **Egito Antigo** – Sophie Desplancques
806. (14). **Baudelaire** – Jean-Baptiste Baronian
807. **Caminho da sabedoria, caminho da paz** – Dalai Lama e Felizitas von Schönborn
808. **Senhor e servo e outras histórias** – Tolstói
809. **Os cadernos de Malte Laurids Brigge** – Rilke
810. **Dilbert (5)** – Scott Adams
811. **Big Sur** – Jack Kerouac
812. **Seguindo a correnteza** – Agatha Christie
813. **O álibi** – Sandra Brown
814. **Montanha-russa** – Martha Medeiros
815. **Coisas da vida** – Martha Medeiros
816. **A cantada infalível** *seguido de* **A mulher do centroavante** – David Coimbra
817. **Maigret e os crimes do cais** – Simenon
818. **Sinal vermelho** – Simenon
819. **Snoopy: Pausa para a soneca (9)** – Charles Schulz
820. **De pernas pro ar** – Eduardo Galeano
821. **Tragédias gregas** – Pascal Thiercy
822. **Existencialismo** – Jacques Colette
823. **Nietzsche** – Jean Granier
824. **Amar ou depender?** – Walter Riso
825. **Darmapada: A doutrina budista em versos**
826. **J'Accuse...! – a verdade em marcha** – Zola
827. **Os crimes ABC** – Agatha Christie
828. **Um gato entre os pombos** – Agatha Christie
829. **Maigret e o sumiço do sr. Charles** – Simenon
830. **Maigret e a morte do jogador** – Simenon
831. **Dicionário de teatro** – Luiz Paulo Vasconcellos
832. **Cartas extraviadas** – Martha Medeiros
833. **A longa viagem de prazer** – J. J. Morosoli
834. **Receitas fáceis** – J. A. Pinheiro Machado
835. (14). **Mais fatos & mitos** – Dr. Fernando Lucchese
836. (15). **Boa viagem!** – Dr. Fernando Lucchese
837. **Aline: Finalmente nua!!! (4)** – Adão Iturrusgarai
838. **Mônica tem uma novidade!** – Mauricio de Sousa
839. **Cebolinha em apuros!** – Mauricio de Sousa
840. **Sócios no crime** – Agatha Christie
841. **Bocas do tempo** – Eduardo Galeano
842. **Orgulho e preconceito** – Jane Austen
843. **Impressionismo** – Dominique Lobstein
844. **Escrita chinesa** – Viviane Alleton
845. **Paris: uma história** – Yvan Combeau
846. (15). **Van Gogh** – David Haziot
847. **Maigret e o corpo sem cabeça** – Simenon
848. **Portal do destino** – Agatha Christie
849. **O futuro de uma ilusão** – Freud
850. **O mal-estar na cultura** – Freud
851. **Maigret e o matador** – Simenon
852. **Maigret e o fantasma** – Simenon
853. **Um crime adormecido** – Agatha Christie
854. **Satori em Paris** – Jack Kerouac
855. **Medo e delírio em Las Vegas** – Hunter Thompson
856. **Um negócio fracassado e outros contos de humor** – Tchékhov
857. **Mônica está de férias!** – Mauricio de Sousa
858. **De quem é esse coelho?** – Mauricio de Sousa
859. **O burgomestre de Furnes** – Simenon
860. **O mistério Sittaford** – Agatha Christie
861. **Manhã transfigurada** – Luiz Antonio de Assis Brasil
862. **Alexandre, o Grande** – Pierre Briant
863. **Jesus** – Charles Perrot
864. **Islã** – Paul Balta
865. **Guerra da Secessão** – Farid Ameur
866. **Um rio que vem da Grécia** – Cláudio Moreno
867. **Maigret e os colegas americanos** – Simenon
868. **Assassinato na casa do pastor** – Agatha Christie
869. **Manual do líder** – Napoleão Bonaparte
870. (16). **Billie Holiday** – Sylvia Fol
871. **Bidu arrasando!** – Mauricio de Sousa
872. **Desventuras em família** – Mauricio de Sousa
873. **Liberty Bar** – Simenon

874. **E no final a morte** – Agatha Christie
875. **Guia prático do Português correto – vol. 4** – Cláudio Moreno
876. **Dilbert (6)** – Scott Adams
877(17). **Leonardo da Vinci** – Sophie Chauveau
878. **Bella Toscana** – Frances Mayes
879. **A arte da ficção** – David Lodge
880. **Striptiras (4)** – Laerte
881. **Skrotinhos** – Angeli
882. **Depois do funeral** – Agatha Christie
883. **Radicci 7** – Iotti
884. **Walden** – H. D. Thoreau
885. **Lincoln** – Allen C. Guelzo
886. **Primeira Guerra Mundial** – Michael Howard
887. **A linha de sombra** – Joseph Conrad
888. **O amor é um cão dos diabos** – Bukowski
889. **Maigret sai em viagem** – Simenon
890. **Despertar: uma vida de Buda** – Jack Kerouac
891(18). **Albert Einstein** – Laurent Seksik
892. **Hell's Angels** – Hunter Thompson
893. **Ausência na primavera** – Agatha Christie
894. **Dilbert (7)** – Scott Adams
895. **Ao sul de lugar nenhum** – Bukowski
896. **Maquiavel** – Quentin Skinner
897. **Sócrates** – C.C.W. Taylor
898. **A casa do canal** – Simenon
899. **O Natal de Poirot** – Agatha Christie
900. **As veias abertas da América Latina** – Eduardo Galeano
901. **Snoopy: Sempre alerta! (10)** – Charles Schulz
902. **Chico Bento: Plantando confusão** – Mauricio de Sousa
903. **Penadinho: Quem é morto sempre aparece** – Mauricio de Sousa
904. **A vida sexual da mulher feia** – Claudia Tajes
905. **100 segredos de liquidificador** – José Antonio Pinheiro Machado
906. **Sexo muito prazer 2** – Laura Meyer da Silva
907. **Os nascimentos** – Eduardo Galeano
908. **As caras e as máscaras** – Eduardo Galeano
909. **O século do vento** – Eduardo Galeano
910. **Poirot perde uma cliente** – Agatha Christie
911. **Cérebro** – Michael O'Shea
912. **O escaravelho de ouro e outras histórias** – Edgar Allan Poe
913. **Piadas para sempre (4)** – Visconde da Casa Verde
914. **100 receitas de massas light** – Helena Tonetto
915(19). **Oscar Wilde** – Daniel Salvatore Schiffer
916. **Uma breve história do mundo** – H. G. Wells
917. **A Casa do Penhasco** – Agatha Christie
918. **Maigret e o finado sr. Gallet** – Simenon
919. **John M. Keynes** – Bernard Gazier
920(20). **Virginia Woolf** – Alexandra Lemasson
921. **Peter e Wendy** *seguido de* **Peter Pan em Kensington Gardens** – J. M. Barrie
922. **Aline: numas de colegial (5)** – Adão Iturrusgarai
923. **Uma dose mortal** – Agatha Christie
924. **Os trabalhos de Hércules** – Agatha Christie
925. **Maigret na escola** – Simenon
926. **Kant** – Roger Scruton
927. **A inocência do Padre Brown** – G.K. Chesterton
928. **Casa Velha** – Machado de Assis
929. **Marcas de nascença** – Nancy Huston
930. **Aulete de bolso**
931. **Hora Zero** – Agatha Christie
932. **Morte na Mesopotâmia** – Agatha Christie
933. **Um crime na Holanda** – Simenon
934. **Nem te conto, João** – Dalton Trevisan
935. **As aventuras de Huckleberry Finn** – Mark Twain
936(21). **Marilyn Monroe** – Anne Plantagenet
937. **China moderna** – Rana Mitter
938. **Dinossauros** – David Norman
939. **Louca por homem** – Claudia Tajes
940. **Amores de alto risco** – Walter Riso
941. **Jogo de damas** – David Coimbra
942. **Filha é filha** – Agatha Christie
943. **M ou N?** – Agatha Christie
944. **Maigret se defende** – Simenon
945. **Bidu: diversão em dobro!** – Mauricio de Sousa
946. **Fogo** – Anaïs Nin
947. **Rum: diário de um jornalista bêbado** – Hunter Thompson
948. **Persuasão** – Jane Austen
949. **Lágrimas na chuva** – Sergio Faraco
950. **Mulheres** – Bukowski
951. **Um pressentimento funesto** – Agatha Christie
952. **Cartas na mesa** – Agatha Christie
953. **Maigret em Vichy** – Simenon
954. **O lobo do mar** – Jack London
955. **Os gatos** – Patricia Highsmith
956. **Jesus** – Christiane Rancé
957. **História da medicina** – William Bynum
958. **O morro dos ventos uivantes** – Emily Brontë
959. **A filosofia na era trágica dos gregos** – Nietzsche
960. **Os treze problemas** – Agatha Christie

UMA SÉRIE COM MUITA
HISTÓRIA PRA CONTAR

Geração Beat | Santos Dumont | Paris: uma história | Nietzsche
Jesus | Revolução Francesa | A crise de 1929 | Sigmund Freud
Império Romano | Cruzadas | Cabala | Capitalismo | Cleópatra
Mitologia grega | Marxismo | Vinho | Egito Antigo | Islã | Lincoln
Tragédias gregas | Primeira Guerra Mundial | Existencialismo
Escrita chinesa | Alexandre, o Grande | Guerra da Secessão
Economia: 100 palavras-chave | Budismo | Impressionismo

Próximos lançamentos:
Cérebro | Sócrates
China moderna | Keynes
Maquiavel | Rousseau | Kant
Teoria quântica | Relatividade
Jung | Dinossauros | Memória
História da medicina
História da vida

L&PM POCKET ENCYCLOPAEDIA
Conhecimento na medida certa

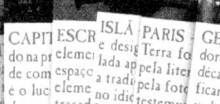

IMPRESSÃO:

GRÁFICA EDITORA
Pallotti
IMAGEM DE QUALIDADE

Santa Maria - RS - Fone/Fax: (55) 3220.4500
www.pallotti.com.br